啟動未來醫療

40

臺中榮總
40 年的蛻變與開創

臺中榮民總醫院成立四十週年紀念

杏林徽聲

蔡英文

中華民國三年十月

厚 生 濟 世

臺中榮民總醫院成立四十週年惠存

衛生福利部
部長 薛瑞元

敬賀

3

目錄
Contents

卓　越

序

脫胎換骨的躍進

國軍退除役官兵輔導委員會主任委員 馮世寬

約莫三年前，我剛接任輔導會主委時，受邀至臺中參加某家企業的開工典禮，因過去擔任國防部部長時曾走訪過臺北榮總、高雄榮總，心想趁此機會順道去臺中榮總參觀。

那次拜訪最令我難忘的是，醫院設置許多人性化的機器，例如智慧掛號、繳費和領藥，民眾不需要排隊苦候，依櫃台或診間的叫號即可，看不到擁擠現象。

今（2022）年 8 月 26 日，我至中榮參觀遠距醫療成果展，他們運用 AIoT-5G 技術視訊平台，建構全國最大規模的遠距照護中心，連結埔里、嘉義分院和白河、嘉義等四個榮家，以及泰安、谷關等三座急救醫療站及兩家合作醫院，提供 24 小時即時線上問診、會診、檢傷等；其中，腦中風中心運作兩個月已經成功救治十四人。

當天，十六個線上診療同步進行，我透過螢幕跟病人談話，他們表示，透過視訊問診可省去奔波之苦，順利獲得診療，並能就近在住家附近拿藥。完整了解後，我心裡滿是感動，忍不住對陳適安院長說：「你講的是真的。」

這絕對不是為了供長官視察而排出的一場秀，是真真正正對偏遠地區居民、年長行動不便的榮民，提供最扎實的醫療照護；如果要打分數，我給一百分。

2019 年，我提出「金字塔三級醫療照護服務」計畫，時任中榮院長

許惠恒很有遠見，透過導入科技資訊，將三所榮民總醫院、十二家榮民分院、十六個榮家的系統互通整合，為日後發展遠距照護打下厚實基礎。

許院長交棒後，陳適安院長成功接續，讓榮總系統的醫療照護深入全國各處，我由衷讚佩。

中榮另一個讓我印象深刻的是院內空間煥然一新，不僅設有藝廊、畫展、攝影展等，室外也有很多藝術家的作品；此外，還有個為了感謝五百多人捐贈器官而設置的園區，捐贈器官讓其他生命得以延續，猶如園區中的大樹持續生長，在陽光下昂然挺立。

中榮，顯然已經脫胎換骨。未來，我有兩個期許。

首先，讓老年醫學更精進，透過智慧醫療，在照護上加以突破，讓老年人能減少臥床時間，增加自我鍛鍊，做到活躍老化、健康老化。

其次，更往細胞療法、智慧醫療等方向發展。據我所知，中榮的再生醫療已經進入中程計畫，期待中榮能走到更前端。中榮也已名列全球最佳智慧醫院 300 名之內，如果與外界有更多分享合作，進步到前一百名甚或前五十名，指日可待。

最後，我想跟中榮全體同仁說聲感謝，防疫期間默默守住中臺灣，在極短時間內完成兒童防疫專責門診綠色通道，在中央公園提供大型篩檢站、給藥得來速等服務，背後有著許多不為人知的犧牲與奉獻，我要向您們致上最深的敬意。

序

成為未來醫療的領先者

臺中榮民總醫院院長 陳適安

　　臺中榮民總醫院邁入四十週年，在歷任院長的帶領與同仁的努力下，獲得國內許多重要獎項與評鑑肯定，其中，2007 年、2011 年通過「新制醫院評鑑及教學醫院評鑑」，2017 年通過「醫院評鑑優良（醫學中心）」、「醫師及醫事人員類教學醫院評鑑合格（醫學中心）」，為評鑑最高等級，是中部唯一的國家級醫學中心，守護中部地區民眾的健康。

　　2021 年 1 月，我有幸接任院長，加入中榮這個大家庭。在過去優良的基礎上，期許自己將中榮打造成一間幸福的醫院，更要讓中榮躍升為國際級的醫療中心，提供更好的醫療，服務更多病人。

　　「以人為本」是我構建幸福醫院的準則，這個「人」字，指的是病人、家屬，以及中榮的同仁們。

　　空間改造是我著力的方向之一。門診大樓大廳、連接各主要大樓的長廊窗戶、地板在修繕之後，變得開闊、明亮；院區內的景觀，採用色彩鮮豔的季節植栽裝飾；開辦中榮藝廊，展出畫作、攝影作品，將人文藝術氣息注入醫院各角落。

　　這些看似只是小地方的煥新與布局調整，卻有很大效應。病人與家屬來到中榮，因氛圍轉換，讓原本不安的情緒受到平撫；因一幅藝術作品的觸動，心境為之舒展，醫護在追求醫術精進的同時，心靈也被滋養，這都讓我十分欣慰。

　　人才是企業組織成長的重要核心，中榮也不例外。四千八百多位員

工，每人都是醫院服務病人的要角。2022 年，我們與中興大學締結新約，首獲教職及升等教職的醫師人數逾百位，創歷史新高，同時兼顧臨床、研究、教學，獲得更好與更寬廣的職涯發展。

追求卓越的醫療、教學及研究，增進人類的健康，是全體中榮同仁的使命，也因此，了解全球醫療趨勢，與時俱進，才能讓我們繼續往目標前進。

新冠疫情期間，中榮全力守護民眾健康的同時，在發展智慧醫療、尖端醫療、再生醫療、精準醫療、國際醫療上也不遺餘力，並舉辦多次大型國際學術研討會，與國際專家學者交流學習，掌握未來醫療的脈動。

中榮擁有臺灣最強的醫院資訊系統，2015 年及 2019 年皆獲智慧醫院標章，是全國 19 家醫學中心唯一兩度拿到此標章的醫院。2022 年 9 月，中榮更受到國際肯定，美國《新聞週刊》（ *Newsweek* ）與全球重要數據資料庫 Statista，評比選出的全球 300 家最佳智慧醫院，中榮是臺灣唯一入榜的醫院。

在全體同仁的努力下，中榮已達成國際級醫療中心的目標，之後要在世界舞台站穩腳步，仍需持續不斷在智慧、尖端、再生、精準、國際醫療突破創新，輔以優質的醫院經營管理，才能成為未來醫療的領先者，幫助更多的病人，為更多人創造希望。

開展

四十年前為守護中部地區居民健康，

臺中榮總成立，

四十年後在全體醫護人員的戮力下，

醫療服務、研究與教學不斷創新突破，

臺中榮總已是中部民眾最堅實的健康後盾，

更大步邁向全方位國際級醫學中心。

從無到有的構建
守護中部地區民眾健康

自 1982 年正式開始啟用的臺中榮總，
除了硬體不間斷地擴充升級，軟體也積極地整合與改革，
帶動中臺灣醫療環境迅速成長。

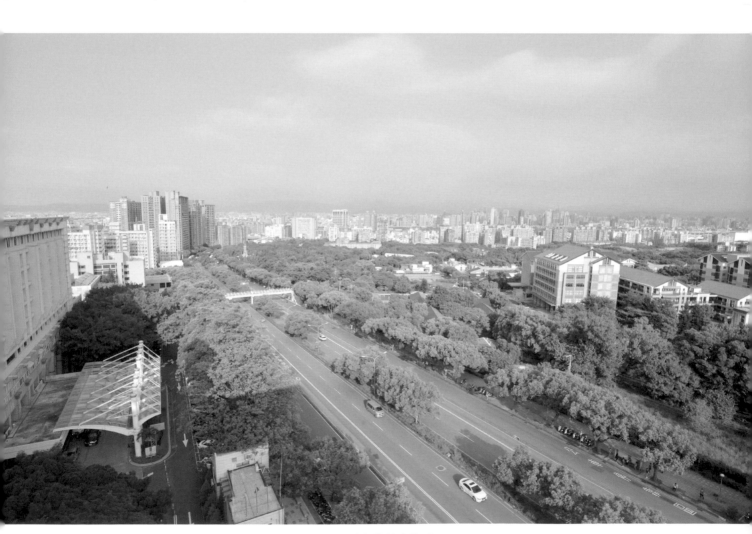

▲從設立至今，中榮不負眾望地成為中部地區居民信賴的健康後盾。

行政院國軍退除役官兵輔導委員會臺中榮民總醫院（簡稱中榮）早在 1970 年代籌設階段時，就被賦予重責大任，如同高聳且蘊含豐富歷史人文的大肚山，守護著中部地區居民，成為最堅實的健康後盾。

早期，許多榮民長途跋涉、舟車勞頓，從中部、南部、東部到臺北的榮民總醫院（現為臺北榮民總醫院）看病。尤其臺中的清泉崗空軍基地，榮民為數眾多，當時的榮民總醫院副院長鄒濟勳就建議，應該在臺中設立分院，除了能減輕病人過分集中北部，形成壅塞及臨床教學的沉重負擔之外，還能提供中部地區民眾更優質的醫療服務。

這項建議，獲得時任行政院國軍退除役官兵輔導委員會（簡稱輔導會）主任委員趙聚鈺許可，立刻向政府提出建院申請；消息一出，地方民意代表和立法委員均高度支持，且當時政府財政狀況良好，很快就批准建院案。

比照總院規模籌建

1977 年 2 月 8 日，行政院正式拍板定案，准予成立榮民總醫院臺中分院。

這中間有段小插曲。籌設初期，原本定調為「臺中榮民總醫院」，但當時政府考量人力、物力等條件，責成榮民總醫院籌劃辦理，因此改成設立「榮民總

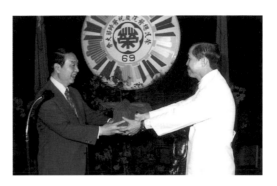

▲輔導會主任委員趙聚鈺（左）主持榮民總醫院臺中分院首任院長羅光瑞（右）授任典禮。

醫院臺中分院」。

但即便是分院，蓋院的原則是，一切設施、組織、員額與作業程序，都要比照總院體制與規模，並且配合國情及政府財力，各種建築及設備力求節約，卻不可因陋就簡。

籌備小組迅速就緒，時任榮民總醫院院長盧致德指定，副院長鄒濟勳擔任負責人，1977 年 7 月 20 日正式成立籌備委員會及籌備處，鄒濟勳擔任委員兼召集人。籌備處設置醫療策劃、工程、採購、行政小組，1978 年 10 月開始興工，輔導會還特別成立督建小組，各項工程也按照規劃進度，一一如期完成。

挑選優秀醫師加入團隊

過程中，為了讓建院工作更為縝密有序，籌備處於 1980 年 9 月 15 日擴大編組，處長由榮民總醫院副院長羅光瑞

兼任。羅光瑞當時是榮民總醫院腸胃科主任，同時也是國防醫學院內科學系主任，長期從事臨床治療和教學工作。

幾經思考後，他決定接手這份重任，開始布建人才，專業分工，除了邀請剛從三軍總醫院退休的骨科主任馬擢擔任副院長，其他各部科主任，都是羅光瑞親自從榮民總醫院挑選的年輕優秀醫師，例如心臟內科主任張茂松、神經內科主任賈力耕、胸腔內科主任江自得、一般外科主任劉自嘉等，這批精銳先遣部隊有機會到中榮更上層樓發展，也為日後中榮的院務發展打下良好基礎。

羅光瑞回憶，「原本我們認為，如果有大手術無法執行，或是教學上有困難，可以從總院派人支援，但是這批年輕幹部到了臺中真是賣命，企圖心旺盛，全心投入、力求創新，臨床醫療水準跟榮民總醫院不相上下，臺北能做的，臺中差不多也能做，讓病人都可留在中榮接受良好的處置。」

籌備處人員不捨晝夜，協調趕工，不僅如期完成建院事宜，更精益求精，時時優化。例如一開始籌設時，原本計劃設置 600 張病床，提供每日 1,000 人次的門診量，但在建院中期，籌備處發現，中南部地區根本沒有設備完善、師資優秀的大型教學醫院，再加上地方發展迅速，為了避免將來不敷使用的窘境，且後續擴建院舍會更加費力，因而

再度向行政院申請，奉准增設為病床 800 張、每日門診 1,500 人次。

很快地，門診大樓、行政大樓、招待所等硬體建設逐一到位，占地約 20 公頃、建築面積 3,900 餘坪。

快速克服經費難題

每次羅光瑞去看工地，都會帶著相關部門同仁一同前往，就是希望讓各科部門的需求能在設計、施工過程中被考慮進去，甚至每星期召開一次工務工程協調會，有問題就當場協調。

即使不曾接觸過建築工程，他依然捲起袖子，親力親為。這當中還有一段插曲，當時中榮所在地偏遠，既沒自來水也沒天然瓦斯，施工時還使用過井水，這些至關重要的問題，之後羅光瑞也都

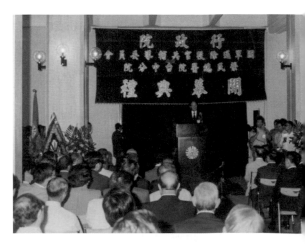

▲ 1982 年 7 月 1 日，「榮民總醫院臺中分院」奉行政院核准成立，9 月 16 日展開醫療作業。

一一解決。

皇天不負苦心人，前後費時五年籌建，1982 年 7 月 1 日，「榮民總醫院臺中分院」奉行政院核准成立，正式落腳大肚山，9 月 16 日展開醫療作業。自此，中榮猶如快速列車，鳴笛奔馳，對中部地區榮民（眷）、一般民眾提供優質的醫療服務，日夜不停歇。

「當時籌設建院最困難的就是經費，」羅光瑞一語道破面對的挑戰，「一開始是榮民總醫院借我錢，中榮開幕半年後就把借的錢都還了；院務能迅速蓬勃發展，歸因於醫療同仁們的專業發揮所致，地方人士信任我們，不論榮民、榮眷或一般民眾，生病了就到中榮就診。」

用門庭若市形容應該也不為過，開幕一年後，門診空間不夠用，床位也住滿，羅光瑞迅速決議擴大增蓋新門診大樓，同時也未雨綢繆，替將來升格教學醫院做準備，決定在洩洪溝北邊購買三甲地，蓋研究大樓與停車場。現在回望，當時具有遠見的各種擘劃，都為日後中榮發展奠定厚實根基。

中榮像個充滿活力的青年，拚命往前衝，不論臨床服務、教學及醫學研究等專業表現都相當搶眼，並順利於 1984 年通過醫院暨教學醫院評鑑，受評為「一級教學醫院」，1988 年被評定為「準醫學中心」，之後更經過五次評鑑，都受評為「醫學中心暨甲類教學醫院」，中榮成為中部地區唯一的公立醫學中心，並於 1988 年 7 月 1 日改制升格為「臺中榮民總醫院」，深受中部地區民眾的信賴。

救助窮人，取消住院保證金

醫者，始終擁有一顆柔軟的心。

細數自建院以來的種種發展軌跡，中榮有許多溫暖人心的重要舉措，取消「住院保證金」就是其中之一，且率先各榮院執行此制度。

尚未實施全民健保的年代，病人開刀、住院都要先繳交保證金。羅光瑞印象深刻，曾有一名病人，在中榮做完檢查，一聽說開刀要三萬元，隔天立刻辦理出院，經過社工室追蹤，才知道這名患者沒錢開刀，自願放棄治療。

他心生不忍，認為生命無價，每個人都應當有接受醫療的權利，因而在 1982 年成立「惠康醫療救濟基金會」，專門救助窮困病人，初期籌措新臺幣三百萬元為基金，之後陸續接受社會各界的自由捐款。

為了避免憾事再度發生，羅光瑞心心念念地想取消住院保證金制度，但礙於法律規定，即便是院長的他，也無權逕行取消。左思右想，他商請慈善家曹仲植幫忙。對方一口答應捐助十萬元給

中榮，並且允諾只要用完就再挹注。從此，遇到需住院卻又繳不出保證金的病人，中榮就拿這一筆基金，彌補醫院的呆帳。

試辦三個月後，中榮統計發現，只有不到1%的病人繳不出這項費用，羅光瑞直言，「可見住院保證金只是給病人增加麻煩，一點效果也沒有。」於是他要求會計單位整理完整的相關資料，上呈行政院主管機關定奪，最終獲得許可；之後，許多醫院也陸續取消住院保證金制度。

照顧員工，安居才能樂業

心思細膩的羅光瑞，不只關心病人，也相當照顧員工。他觀察，調來中榮的主任級醫師或主治醫師，其子女多在小

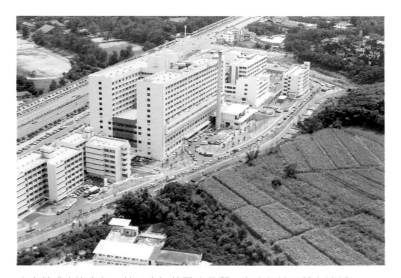

▲中榮成立沒多久，就以良好的醫療品質，在中部地區聲名遠播。

學、中學階段，為了孩子的教育，許多醫師選擇把妻兒留在臺北，長期分隔兩地，較難讓家庭關係和諧，甚至有醫師的太太三天兩頭來求院長，希望能把自己的先生調回臺北。

羅光瑞深知，只有員工沒有後顧之憂，才能在工作崗位上全力以赴。為此，他編列預算，在醫院北區蓋眷舍，讓同仁們可把妻兒接來臺中；在醫院內蓋餐廳，提供員工營養膳食；除了辦幼稚園，也獲得時任東海大學校長梅可望的支持，特許中榮員工的子女前往就讀東海大學附幼、附小和附中，解決同仁子女的就學問題。

公立醫院的醫師比私立醫院的醫師待遇低，依法也不得在院外兼差，為了留任人才、照顧同仁，羅光瑞在中榮創院初始尚未有盈餘時，就推動專勤津貼制度，貼補醫師薪水。「中榮有很好的治療和服務品質，好風評瞬間在中部地區傳開，不到半年醫院就有盈餘，我也把鄒濟勳院長借給中榮的六百多萬元還清了，」羅光瑞欣慰地說。

推行電腦化作業，改進住院程序

良好的醫療品質，讓中榮創院沒多久每日門診量便不斷攀升，背後若未進行資訊化管理，都以人工作業，恐將不利院務發展。因此，中榮在建院初始階段

就開始推動電腦化作業,資訊室主任溫嘉憲的統籌規劃,為日後發展醫療資訊打下根基。

一床難求的狀況,當時在許多醫院都發生,很多人想方設法找管道、關說或送紅包,就是希望能插隊有病床。為了杜絕亂象,羅光瑞請醫務行政室主任何光銀設計,讓住院組使用電腦統一管理,病人登記病床時就能知道自己排在第幾順位,此舉不僅在住院病房實施,連 X 光檢查排程也納入,統統讓資訊透明化。

從細膩之處,更能看到中榮對病人與家屬的照顧。由於常發生有些重症末期病人住進加護病房後,連家屬都來不及通知就過世的憾事,羅光瑞體恤病人家屬的辛勞,在加護病房外增設陪伴病房,讓他們能有個就近暫時休憩之處。

首個不買也不賣血的教學醫院

1970 年代,臺灣各醫療院所的血液幾乎都是有價供應,醫院裡有所謂專門賣血的「血牛」,250c.c. 的血可以喊價到五百元,有些人賣血賣太多,血液品質不好,甚至為了買血、賣血,打架或殺人等事件,時有所聞。

在榮民總醫院擔任副院長期間,羅光瑞負責管理血庫,非常清楚這項弊端,到中榮後,他也設法找出因應之道,防堵血牛。

同時,中華民國捐血運動協會也在大力提倡愛心人士捐獻熱血運動,救助需要使用血液的病人,並陸續在臺北、臺中、高雄、臺南成立捐血中心。

羅光瑞回顧,當時逢甲大學、東海大學和清泉崗空軍聯隊捐了許多血給中榮,突然獲得這麼多血液,除了無法立即使用,且中榮尚無儲存血液的血庫,於是他向臺中捐血中心主任郭獻生提議合作,把各方捐來的血存放在捐血中心並由其分配,一旦醫院急診需要用血,捐血中心要百分之百供應;若是排班手術需要的血,例如心臟手術等大手術,由捐血中心支援,萬一不足,院方會請病人在術前存血或發動家屬捐血。

這項與捐血中心的合作很成功,中榮成為第一個沒有血庫、不買血也不賣血的教學醫院,甚而影響其他醫院跟進。

完成中部第一例開心手術

中榮創院後,持續在臨床醫療技術上精進,在中部地區締造許多醫療創舉,讓其他醫院望其項背,紛紛前來中榮取經或挖掘人才。

例如曾有位家住南投竹山的小病童,因先天性心臟疾病需要開刀,家屬以為只有臺大、北榮才有能力進行心臟手術,但又礙於不願意北上就診,後來聽

說中榮醫術不輸臺北的醫院，才帶著孩子來求醫，由時任心臟外科主任梁家熙執刀，完成中部第一例開心手術。

1983 年，泌尿外科、腎臟科和免疫風濕科合作，施行中部第一例腎臟移植。次年，也成功完成中部第一例屍腎移植，使得中榮在中部地區聲名遠播，成為民眾心中最信賴的醫院。

首創推動單一劑量給藥制度

用藥安全是保障病人健康的重要環節之一，藥劑部門也從細微處打造便民給藥，一方面提高給藥效率，一方面也確保病人用藥安全。

通常，住院病人給藥都採傳統方式，醫生開連續幾天的藥量，再由護理人員逐一發給病人服用，但若病人病情發生變化，還沒吃的藥物就浪費了，同時也增加了護理人員的工作負擔。

為此，時任藥劑部主任陳本源把他在榮民總醫院觀察到的作業模式，引進到中榮且加以改進，並與東海大學工業工程系合作，不僅改變藥品擺放位置，也重新規劃配藥動線，讓整個配藥流程更加流暢。病人用藥也依服藥時間改成一包，每天給藥，避免藥物浪費且減少護理人員工作量，這套「單一劑量給藥制度」及電腦自動化配藥作業可說是國內醫界創舉，連其他榮民總醫院也跟進。

布局醫療作業資訊化

中榮諸多創舉中，醫療作業資訊化的速度可說是「超前部署」。

1988 年 3 月，第二任院長彭芳谷上任後重視制度的建立，認為制度能讓每個人各司其職，按照標準作業程序工作，醫院的營運自然上軌道，電腦化、資訊化不僅是當時發展的必然趨勢，更能促進制度建立與執行速度。

他讓時任資訊室主任溫嘉憲規劃整體性門診電腦作業，協助製作軟體。第一步，讓看診醫師親自輸入醫囑，改變傳統用手寫醫囑、開處方再交給門診書記輸入電腦的方式。開發軟體的原則是要簡單、省時、易學、好操作。他也同意溫嘉憲赴清華大學在職進修獲博士學位，對提升中榮日後的資訊化頗有助益。

彭芳谷回憶，當時先從感染科、家醫科、小兒外科和心臟血管外科等病人較少的科別開始實施，先請主任醫師們午餐吃牛肉麵，動之以情，之後在溫嘉憲及其他資訊室同仁協助下接受訓練。

學習幾個月後正式看門診時，資訊室同仁在醫師後面守候，只要輸入有困難立刻幫忙解決，此舉節省了許多行政流程，縮短病人排隊估價、繳費、領藥的時間，之後也陸續推廣到各部科，直到全院醫師和相關行政人員都學會自行操作，前後將近兩年時間，可說是全臺各

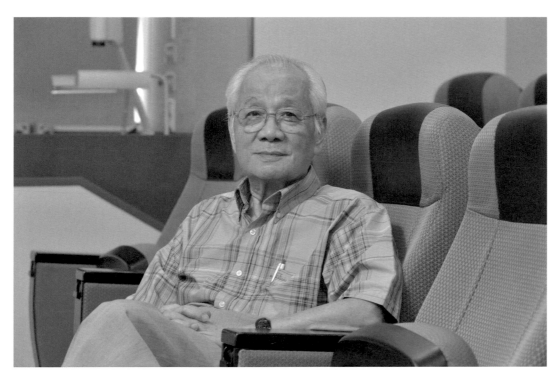

▲第二任院長彭芳谷上任後，重視制度建立與醫療作業資訊化的建置。

醫院第一個由看診醫師親自操作的門診電腦作業系統。

「早期，很多人不會使用電腦，其他醫院醫師看診時旁邊有人幫忙打字，但中榮創院時，急、門診作業使用 IBM Mainframe 系統，為日後資訊化打下基礎，且推動就源輸入，醫師自己打字，護理人員也自行輸入，」現任資訊室主任賴來勳指出。

自動藥物配方機，大幅節省人力

「資訊化的好處實在太多，」彭芳谷直言。例如 1990 年，藥劑部主任陳本源

為解決藥劑師人力不足問題，找廠商合作研發「自動配方機」，將門診病人的常用藥物資料傳送到個人電腦，由電腦依據配方取藥，大幅節省人力和時間，甚至還開發出藥物交互作用、重複用藥等警示功能，當病人同時看兩、三科一次拿很多種藥時，某些藥物之間有禁忌或不能同時服用，電腦就會顯示警告，提醒醫師改藥或調整劑量，保障病人用藥安全，也大幅降低醫療資源的浪費。

彭芳谷也指出，同樣是護理工作，有些病房比較忙，例如照顧半身不遂的病人要翻身、餵食，有些病房則比較輕鬆，容易造成勞逸不均，於是他請護理

同仁記錄每一項工作的時間，依此用資訊系統估算出，每間病房需要派遣幾位護理人員，且隨時視情況彈性調整。1992 年，護理部完成病房工作人員電腦輔助排班相關作業，日後這一項措施還獲獎。

1993 年，放射線部與資訊室合作，建立「急診電腦斷層影像儲傳系統」，這也是全國首創。急診病人做完 X 光檢查，急診室、手術室、加護病房的醫師都可以很快地在各單位電腦上看到影像，不用派人調閱實體 X 光片，日後更推廣到一般病房及門診，大幅縮減診斷治療及等待的時間。

中榮自行開發的醫院資訊系統以及影像儲傳系統，於 1992 年、1993 年榮獲行政院頒發「全國傑出資訊應用獎」，

促使更多醫院派人前來中榮觀摩學習。

醫護工作壓力大，還得進行許多研究教學，看到同仁們兢兢業業，本身就喜愛藝術的彭芳谷積極引入各種藝文活動，希望能有助同仁舒緩身心，讓高壓的工作環境增添絲縷藝文氣息。譬如曾邀請平劇名伶魏海敏前來演出《四郎探母》，讓忙於工作抽不出空去劇院欣賞的同仁喜出望外。

有次，他前往歐洲開醫學研討會後，順道在法國巴黎遊覽，遇到當時在巴黎念書兼差做嚮導的蔣勳，他細膩的解說讓彭芳谷留下深刻印象，因此當他得知蔣勳在東海大學美術系教書，便親自邀請他到中榮舉辦藝術講座，深受同仁歡迎喜愛。

增興多項硬體設施

隨著求診民眾愈來愈多，原有空間不敷使用，繼創院院長羅光瑞興建研究大樓之後，彭芳谷也積極推動各項硬體建設，如獨立興建精神科環形病房，病房外有草地花圃和樹木，讓中榮未來有更多空間能運用。

1990 年開始興建急診大樓，擴充急診空間，一、二樓為急診部，三樓以上做為骨科部及圖書館等單位使用，而為舒緩急診病人的焦急心情，特別邀請畫家在白色磁磚上作畫。

▲中榮首創國內「急診電腦斷層影像儲傳系統」，並榮獲「全國傑出資訊運用獎」。

1992 年，他規劃在北院區蓋醫師職務宿舍，最初的設計是兩排房子面對面，一開門就能看到對面鄰居，思考周密的他發揮巧思更改設計圖，變成每戶門朝外，開門後映入眼簾的是優美景觀。此外，為女性護理人員值夜班的安全著想，也興建女職員專用宿舍。

受到當時社會經濟不景氣衝擊，建築業蕭條，在中榮硬體建設興建過程中，很多建設公司周轉不靈，破產倒閉，導致工程停擺，尤其是 1994 年，第三任院長楊大中上任之後更為艱鉅。

他回憶當時情況的焦急，很多建築公司倒閉，工人不動工，工程發包一波三折，甚至是中途停工，「廠商跑掉，鋼筋水泥沒了，很多硬體建設譬如運動中心、游泳池、停車場、急診大樓、醫療大樓、院長宿舍、職員宿舍等都蓋不下去。」

甫上任，楊大中衡量緩急，優先處理急診大樓，「因為急診病人很多，常常人車從中港路（現為臺灣大道）一進醫院後門口就堵住了，我費了七個月的時間，並透過私人關係牽線，才找到包商讓工程能持續進行，1994 年 11 月終於讓急診大樓剪綵啟用，啟用後，門診大樓附近的交通就改善許多。」

接著，陸續完成一些小型工程，例如急診大樓的直升機停機坪，也順利在 1995 年 5 月正式啟用，同時整建門診

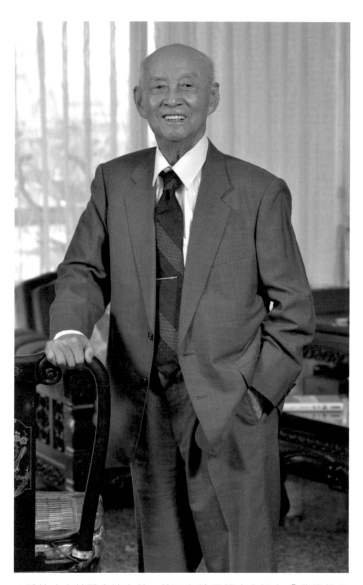

▲體恤病人就醫奔波之苦，第三任院長楊大中設立「非常態門診」，不受掛號時間限制，患者隨到隨看，隨時可開單拿藥。

立體停車場與第二停車場，美化急診大樓前的廣場，種植樹木並鋪設白色大理石磚。

楊大中記憶猶新，當時社會上有吃檳榔的風氣，有些求診民眾亂吐檳榔汁，造成醫院需要清洗地面，後來他請同仁

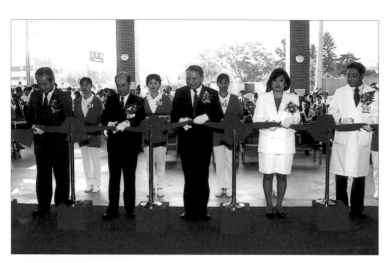

▲ 1994 年 11 月，中榮急診大樓開幕啟用。

席致詞，國際會議圓滿落幕，為臺灣醫界打了美好的一仗。

在教學方面中榮也很早就打下基礎，例如護理部推行護理人員能力進階制度，訂出人員培訓輪調計畫，舉辦加護中心護理人員訓練班，楊大中回憶，「在我任內，教學研究部發表了二十一篇論文，當時教學研究部的同仁做得很好。」

貼告示宣導，環境才漸漸變得乾淨，「醫院門口要乾淨平整，這很重要。」

首次舉辦大型國際醫學會議

不論醫療臨床服務或研究，中榮陸續交出漂亮成績單，先後跟清大、中興、東海、靜宜等大學，與陽明、國防、中山、中國等醫學院，以及中央研究院生醫研究所、原能會核能研究所等，展開各種學術合作。

1992 年，主辦第 3 屆亞洲內分泌外科醫學會，以及中華內分泌外科醫學會第 1 屆第一次會員大會，來自美國、日本、法國、馬來西亞、印度、土耳其、韓國等，超過三百多位專家學者參與，這也是中部地區第一次舉辦國際性醫學會議，當時省主席連戰特別擔任貴賓出

單一窗口，解決看病排隊之苦

隨著看診人數日增，大廳裡填寫資料、掛號、繳費、登記檢查、領藥、辦住院的窗口總是大排長龍，排完一個窗口還得再去排下一個窗口，如果有人插隊更會引起糾紛，病人及陪同家屬苦不堪言，尤其是病情已有些嚴重或身體不適的長者，如此久候對他們更是難熬。

深知民間疾苦的楊大中，在 1994 年一上任就提出「單一窗口」的重大改革，讓民眾排一次隊就能辦妥所有手續，一次到位，省下不少時間。

他指出，推出這項改革前，同仁們可是下了不少苦功學習。首先，要先訓練中榮同仁了解多項相關工作的流程及處理，這代表每個窗口的工作人員，都必須熟悉且能處理其他窗口不同的工作，在接受訓練後也得找時間自修，盡快掌握不熟悉的業務內容，才能讓民眾排一

次隊即可辦完所有事情。

「來醫院看病排隊時間減少,對病人很有幫助,」楊大中聲音宏亮地說著。

此外,還設立「非常態門診」,這緣於他發現有些病人住在山上或偏遠地區,往往因為路途遙遠或錯過班次,一波三折抵達醫院時,已經錯過掛號與門診時間,而病人可能只是例行回診或拿慢性病藥物,病況也不符合掛急診的標準,讓病人進退兩難。

他認為,醫院應該替病人著想,總不能讓病人又搭長途車回去之後再來一次。因此他想出規劃「非常態門診」的辦法,在急診部劃出一間診室,由值班醫師駐守,沒有掛號時間限制,患者隨到隨看,隨時可開單拿藥,也可節省交通往返開銷。也還好,類似狀況的病人不多,不至於造成急診值班醫師負擔,急診部醫護同仁也樂於配合這項服務。

科部擴充,完備治療量能

在楊大中任內,更完成科部擴充,像是將骨科擴編成骨科部。他指出,「骨科和外科差異很大,治療方法完全不同,為了病人著想,骨科需要從外科分出來,但因為在編制上『部』比『科』大得多,一個科只要幾個人即可運作,一個部則要幾十個人,不可能一蹴而成,必須先培養人才,也要訓練骨科專

科醫師。我在北榮花了十六年才把骨科從外科部獨立出來,來到中榮後也一併推動,其他醫院後來也陸續跟進。」

骨科自外科部分出,擴大為骨科部,是醫學及科技發展進步的結果。患病位置及病因不同,形成了骨折、骨病、骨癌等次專科,更因生物力學、材料學、生物機械學結構重建的發展,使許多往日不能或無法治療的病人,有了重建、改善或治癒的可能。

培養次專科醫師,需有能執行此教育訓練的組織及計畫。受訓後再參加專科醫師考試,取得及格證書再執行其專科醫務,其成就自然更好。

由於已具有骨科醫師專業水準,再向自己有興趣的次專科發展,是水到渠成之事,日後成為專家或教學人員,更為社會所需。

中榮是醫學中心,也是教學醫院,故有責任成為專科醫師的訓練醫院。成立骨科部是必然的需要,也是能力所及、無可避免的重大改變。

此外,也讓心臟內科增設心導管室,配有臺中地區第一座心導管儀;牙科和腎臟科的血液透析室,也陸續擴充治療椅跟床數,並在 1995 年將血液透析室遷移至門診大樓地下室。

走過篳路藍縷,中榮已在眾人戮力下,軟、硬體快速茁壯成長,成為中部地區民眾信賴的公立醫學中心。

力求突破創新
醫療品質不斷躍進

身為中部唯一的國家級醫學中心，
臺中榮總不遺餘力地在醫療服務、教學研究上精進，
在競爭激烈的醫療領域，屹立不搖。

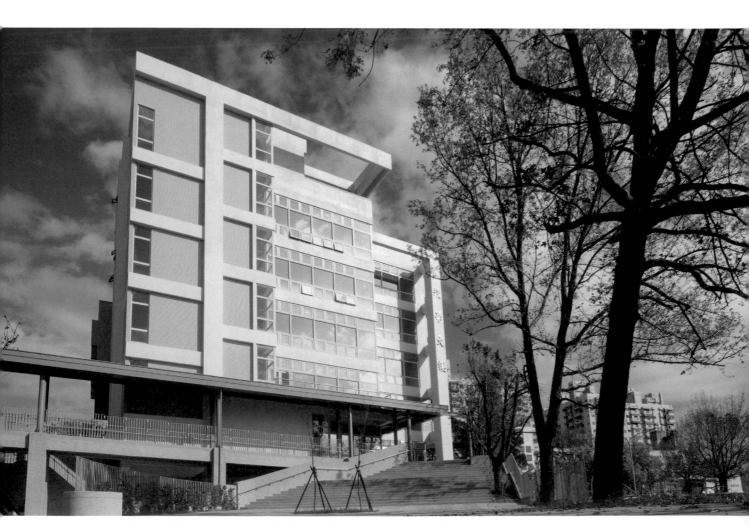

▲中榮著力於教學與研究，才能不斷創新，提供病人優質的醫療服務。

奠基在過往扎實的基礎上，中榮屢創新猷，除了是中部地區唯一的公立醫學中心，更致力帶動中部地區醫療品質向上提升。

在競爭激烈的醫療環境中，中榮培養的許多優秀人才，被其他私立醫院高薪挖角。即便如此，中榮依舊選擇默默蹲穩馬步，持續專注教學研究創新及提供優質醫療服務。

用心解決病人需求，重視細微處的醫病文化，甚而開展許多具創意的改革做法，不僅影響日後中榮發展，也深深烙印在中榮醫護的 DNA 裡。

解決急診病人滯留率

1995 年，政府為照顧全民健康，開辦全民健保。中榮第四任院長趙秀雄上任時，適逢全民健保實施初期，當時的醫療給付制度採取論量計酬，換句話說，醫院或醫師看診數愈多、檢查做得愈多，健保的醫療給付也就愈多。此舉，使得每家醫院都卯足勁挖醫師、搶病人，特別是私立醫院，不僅努力擴充門診量，還屢屢開出高薪往中榮挖角，讓醫療競爭更加白熱化。

此外，許多醫院也把病情複雜或急重症患者往中榮送，身為中部地區唯一的公立醫學中心，中榮責無旁貸，即使急診室空間有限、人力吃緊，也不會拒絕

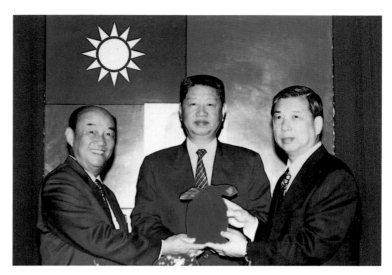

▲輔導會主任委員楊亭雲（中）主持中榮第四任院長趙秀雄（右）交接典禮（左為第三任院長楊大中）。

患者，全力救治。

面對當時的挑戰，趙秀雄甫上任就訂出兩大目標：提升醫院服務量能和醫療品質。

在提升服務量能上，他先著手改善急診室，建立急診室會診醫師的自動呼叫系統，此為中榮獨立研發，每個醫師都有一個看診代號，資訊室同仁把電腦和通訊系統結合，當有病人送到急診，需要會診的相關專科醫師一聽到呼叫，就立刻趕往急診室救治。

他分享這項舉措的益處，「醫師可以很快做出醫療決定，有的病人不需要住院，又不能轉走，就暫時安置在留觀室；有些病況緊急，醫院裡有空床就盡快收治，不僅對病人好，也可解決急診室部分病人滯留的問題。」

此外，各科部如果有病人在急診室留觀，該科總醫師每天上午八點半之前，一定要到急診室探視患者病情。

執行上述方法後，不僅讓原本急診室的擁擠環境獲得改善，也解決部分床位不足的狀況，日後還因此得到衛生署（現今衛生福利部）頒發「改善醫院急診重症醫療計畫成效卓著」醫院獎，成果備受肯定。

多功能單一窗口便利病人

趙秀雄也推動「多功能單一窗口作業」，優化服務品質。

實施前，中榮第一線的醫療服務項目部分設在醫療大樓、部分在門診大樓。為讓民眾減少其間奔波與等候的辛苦，將醫療大樓與門診大樓的服務做整合，民眾在任何一個窗口都可辦理掛號、住院、繳費、退費、開立門診診斷證明、住院登記及住院身分更改資料等服務，並將服務窗口的高度降低，貼近病人之餘，也顯得更為友善。

貼心的措施還包括，把門診大樓與醫療大樓之間以及各樓層的地面，設置彩色導引標線及標誌，也是當時的創舉。「很多人會在醫院裡迷路，找不到要去的地方，」趙秀雄指出，「這是我參訪國外醫院的心得，只要用不同顏色標線，用文字標示地點，順著線走，就會到達目的地。」

中榮的醫療資訊系統是國內發展先河及翹楚，並不斷精進，不僅是中榮傲人的亮點，也整合了整個榮民醫療體系資訊和大部分國軍醫療資訊。

過去，各醫院放射科為病人照 X 光片或做電腦斷層、磁振造影，都要把片子沖洗出來並找空間存放，需要時再請人調閱取出送到各單位。

中榮放射線部獨立研發的影像儲傳系統，將每個影像數位化且給予編號，傳送至終端機，提供醫療診斷使用，不僅不需再沖洗出片子，可大幅節省儲存空間及成本，還能節省人力，不必大費周章至病歷室調閱。不論哪一科室醫師需要，影像都能很快傳輸送出，醫療診斷變得更即時且有效率，在當時可說是全臺首創。

資訊化革新的觸角也延伸至護理工作，從初期單純的行政作業、臨床護理計畫開始，到了 2009 年，中榮是全國率先實施護理病歷電子簽章的醫院，成為國內外醫院標竿學習的對象。

醫療服務與研究屢創佳績

1997 年至 2000 年，中榮在外科及婦產科上持續締造佳績。

1997 年 8 月，整形外科完成中部地區首例第二、三腳趾聯合移植重建手指，

病人術後功能良好；1998 年 4 月，婦產部完成首例囊胚胎培育及連續型胚胎植入術，試管嬰兒成功並活產；1998 年 7 月，大腸直腸外科發展國內首創「經肛門內視鏡顯微手術」，完成直腸腫瘤的局部切除，術後恢復快且無疤痕；1998 年 12 月，心臟血管外科完成中部地區首例心臟移植及大動脈轉位手術；2000 年 9 月，完成世界首例以暫時性左心室輔助器，成功挽救因腸病毒導致心衰竭的病童；2006 年 5 月，完成中區首例小兒活體肝臟移植手術。

內、兒科醫療也發展十分迅速。1997 年 6 月，小兒部與血庫合作首例異體周邊血幹細胞移植，成功治療嚴重性再生不良貧血患者；1999 年 5 月，心臟內科完成中南部地區首例可植入型心律去顫器手術；2000 年 10 月，小兒部開創中南部地區首例以免開刀方式，治療開放性動脈導管、主動脈或肺動脈狹窄等先天性心臟病。

九二一大地震，前進災區搶救

扎實的醫療服務，讓中榮在 1999 年腸病毒大流行與九二一大地震時，肩負起守護國人的重要責任。

腸病毒大流行期間，小病童一個個猝死，趙秀雄召集院內相關部科主任成立諮詢作業小組，並且在臺中、南投各地

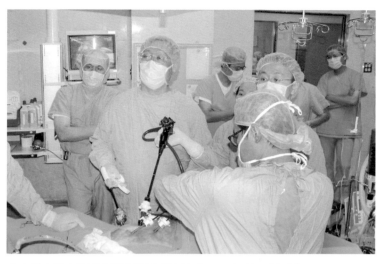

▲中榮大腸直腸外科發展國內首創經肛門內視鏡顯微手術。

舉辦腸病毒防治講習，時任小兒科主任遲景上找出腸病毒致病機轉，時任心臟外科主任張燕協助進行體外心肺循環，跨科合作，救回多名重症病童。

1999 年 9 月 21 日，發生九二一大地震，地處重災區附近的中榮，發揮了關鍵力量。

趙秀雄在第一時間就緊急動員，成立大量傷患緊急處理小組，編成三組，一組在急診室，另外兩組在開刀房待命，同時開放急診室樓頂，讓小型直升機起降，搶時間救治傷患。

並同步接洽東海大學，開放學校操場，讓大型直升機可起降，中榮再出動救護車載傷患回急診室，因此救治了許多地震傷患；此外，也主動至南投埔里設置急救醫護站，搶救傷患，是當時第一個抵達重災區的醫護團隊。

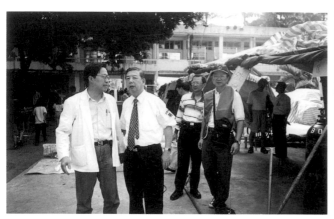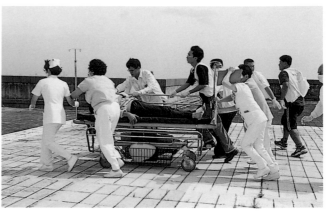

▲九二一大地震發生時，地處重災區附近的中榮，在第一時間就成立大量傷患緊急處理小組，同時開放急診室樓頂讓小型直升機起降，搶時間救治傷患。

獲選標竿學習醫院

教學與研究是提供病人優質醫療的關鍵，中榮很早就投注經費，逐年進行改善。第五任院長邵克勇回憶，原先第二醫療大樓的規劃是以婦幼醫療為主軸，地下一、二層為停車場，但為了有較完整的教學空間，後來變更設計，改為「臨床技術訓練中心」，舉辦各種技術訓練與醫學繼續教育，對日後的教學包括住院醫師、護理人員訓練，以及SARS之後推動的畢業後一般醫學訓練計畫（PGY）有很大的幫助。

2005 年 3 月，中榮獲選全國 PGY1 評鑑執行成效績優單位，被推選為標竿學習醫院。2006 年上任的第六任院長王丹江回顧，中榮沒有醫學院，雖然僅是陽明大學、國防等醫學院教學醫院之一，實習醫師也都來自這兩院校，但在醫學臨床教學極為注重，在全院努力下，一般醫學教育及 PGY1 的排名上始終名列全國第一，非常難得。

在醫學研究方面，中榮積極推動教研策略聯盟，編列研究經費，跟中部地區十多所大學，例如東海大學、中興大學等進行建教合作，訂定研究計畫，每年驗收成果，對提升教學研究助益甚大。

「訓練扎實」是中榮的特色，外科醫師訓練更是以「嚴格」出名，中部地區各大醫療院所的外科主任，多出自中榮外科部，甚至好幾位於日後高居教學醫院院長職務。

邵克勇表示，中部地區許多醫院，像是中國醫藥大學附設醫院、中山醫學大學附設醫院、秀傳醫院、光田醫院、童綜合醫院、彰化基督教醫院等，經常向中榮取經、挖角，中榮多年來苦心培育的醫師，對提升中部地區整體醫療確實

貢獻頗多。

以病人為本，提供國際醫療援助

2004 年 5 月，更有首例兩岸小三通醫療救援，凸顯出中榮核心價值。

邵克勇指出，當時一位大陸臺商的妻子早產一女小安安，被診斷患有支氣管、肺部發育不良等症狀，家長想把女兒接回臺灣治療，歷經數月奔走，終於在 12 月 11 日從上海出發，用保溫箱護送，經海、陸、空接駁近一千八百公里之後，抵達中榮新生兒加護病房，這是國內第一例循小三通模式回臺就醫的早產兒，引起媒體大篇幅報導。

小安安比預產期提早三個月出生，加上她於大陸出生尚未在臺灣設籍，無法使用全民健保，即使媒體報導熱潮已過，邵克勇依然慨然同意，由醫院承擔所有醫療費用，因為「這是中榮做為社會公民回饋社會的機會，同時尊重生命，而這也是中榮愛鄉、愛里、愛護病人的天職。」

在中榮醫護團隊日夜無歇的同心協力照護下，小安安於一年後順利出院。

這樣「以病人為本」、視病猶親的理念與價值，不斷在中榮被傳承，相關國際醫療援助案例，在中榮之後的發展也經常可見，例如 2014 年，柬埔寨「象臂女童」瑞君妮來臺尋求治療，在中榮

跨科醫療小組團隊超過半年的治療下，成功完成艱鉅任務。

中榮持續為國內外病人提供安全、高品質的專業醫療服務，更打造優質教學場域，研究成果斐然，也因此，順利於 2007 年及 2011 年通過「新制醫院評鑑及教學醫院評鑑」。

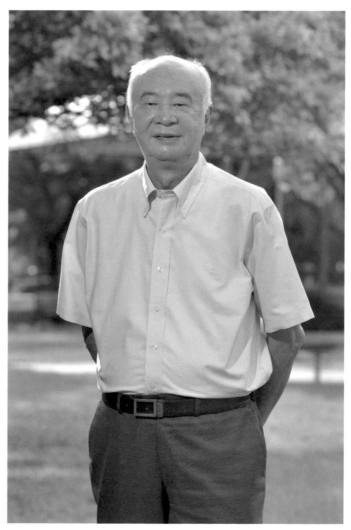

▲深知教學是提供優質醫療的重要發展之一，第五任院長邵克勇規劃「臨床技術訓練中心」，改善教育訓練空間。

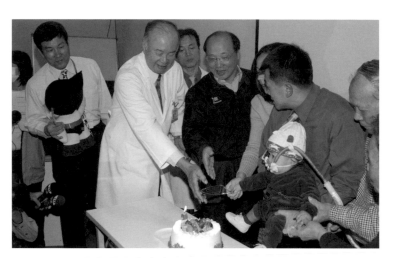
▲國內首例循小三通模式返臺就醫的早產兒小安安，於中榮受到良好的醫療照護，一年後順利出院。

建立營運管理監測指標

中榮的「績效管理組」在 1998 年 1 月 9 日正式成立，主要任務包括管理醫院的營運損益、健保支付制度的因應、員工工作獎金、醫師費及建立營運監測指標，每個月由專人監測，提報資料及改善建議，並在每個月的院務會議中提出完整報告並檢討。

趙秀雄回憶，當時實際運作，哪一科有需要檢討的地方都公開討論，即使某些科有不同意見，但電腦分析的數據是事實，慢慢地大家也都接受，在同儕壓力下，逐漸進行科部改善。

「建立醫院營運管理監測各項數值非常重要，」他指出，初步建立的監測指標包括醫院的醫療服務相關數值，例如每日門診人次、住院人次、一般病床占床率、加護病房占床率、急診人次、急診室滯留率、手術人次、時數及院內感染率等。

再根據這些指標，請資訊室同仁協助，建立「醫院主管決策資訊系統」（EIS），主要內容包括醫療服務數值、醫療品質數值、健保申報費用及核減率、醫院收入成本分析、檢查（驗）及手術統計、人事員額及薪資結構等。

「我每天早上到辦公室打開電腦，只要半個小時，就能清楚掌握醫院的營運狀況，」趙秀雄表示。

品質管理訓練，導入標準化作業

為了落實員工管理教育訓練，趙秀雄也請教工業界的品質管理專家，成立醫療品質管理改善行動小組。

每個部科安排一位主治醫師成立小組，負責每一科的醫療品質改善，總計在各科部成立 29 個「品管圈」，先由內部提出計畫，一步步要改善什麼品質、怎麼做；然後每年舉辦一場成果發表會，各科部輪流上台實作，邀請專家們評比，並表揚改善成效最好的前三名。

凡走過必留下足跡，每年穩扎穩打進行教育訓練，使得中榮在 2000 年榮獲行政院頒發「服務品質獎」，為日後中榮服務品質奠定扎實基礎。也因為中榮的醫品病安與教育訓練都做出成績，從

2008 年至 2010 年，輔導會每年編預算給中榮代訓輔導會會屬十二家榮院，進行品質提升與促進病人安全。

2006 年，中榮設立醫療品質暨病人安全管理會（品安會），分四組執行相關業務，分別為：1. 綜合活動推行組：負責各項競賽、教育訓練；2. 醫療品質組：負責醫院的醫療品質指標；3. 病人安全暨風險管理組：負責病人安全通報（TPR），針對醫護人員通報的病人安全異常資料做醫療探討，同時做根本原因分析；4. 標準作業組：負責 ISO 認證與管理標準作業流程（SOP）文件。

「標準化作業對醫事人員很重要，例如護理師、呼吸治療師等，尤其交班時，每個工作環節可留下相關紀錄，有依循在，最大的好處是不容易出錯，能維持品質恆定，不會因為換了人而有不同做法，減少醫療錯誤，提升病人安全，是一個動態檢討的回饋機制，」重症醫學部主任詹明澄分析。

曾在加護病房、呼吸治療科及呼吸照護中心服務的詹明澄，也參與過醫療品質競賽。

他認為，用品質競賽的方式導入一些標準作業流程，能同時解決問題並提高醫療品質，「團隊成員（醫師、護理師、藥師、呼吸治療師等）先把實務上遇到的問題提出，做文獻回顧、分析現況，再制訂改善指標，藉著參與品質競賽逐步改善，過程中一一記錄，可以看到之前做的不是很理想，進而尋求改善之道，例如我們提高呼吸器脫離率，讓呼吸照護住院病人的平均住院天數下降一半，團隊慢慢進步，也有機會發表論文，彼此凝聚力增強，配合度也高。」

當時的副院長李三剛回憶，「自從品安會成立後，中榮變得很有制度，開始參加財團法人醫院評鑑暨醫療品質策進會（簡稱醫策會）舉辦的醫品圈競賽，連續獲得多項醫品金、銀、銅獎；2006 年獲獎的獎項種類皆為全國之冠，時任醫策會董事長謝博生頒獎時，還特別提

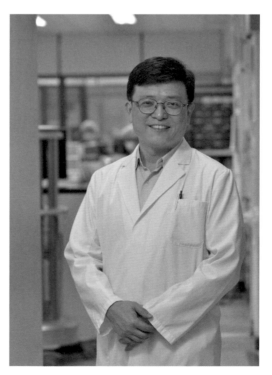

▲重症醫學部主任詹明澄表示，中榮實施標準化作業，幫助醫事人員減少醫療錯誤。

到中榮的成就，對我們來說是很大的榮譽。」

2011 年，中榮還獲得醫策會第 12 屆醫療品質獎競賽、全國團結圈競賽、先鋒金獎品管圈等共十項獎勵，同時也通過冠狀動脈疾病照護認證。可以說，中榮在提升醫療品質及病人安全方面，年年優化，時時創新，成果斐然。

添購先進醫療設備

為了提供病人最好的服務，中榮與國際同步，陸續添購許多先進的醫療設備，像是磁振造影機、雙能直線加速器、體外震波碎石機、神經外科加馬刀手術儀、高壓氧治療艙、達文西機械手臂等，大幅提升醫療品質。

以引進達文西手臂技術為例，當時臺灣只有兩部且技術不成熟，使用不多。為能加速添購達文西機械手臂，時任院長邵克勇把 2005 年預算提前，斥資六千多萬元申購；時任副院長的王丹江銜命多方溝通包括輔導會及國科會等，購入臺灣第三部達文西機械手臂，並有計劃地訓練人才，使中榮成為中部地區第一家擁有此項設備及技術的醫院，廣泛使用於院內心臟手術、前列腺手術。短短五年時間，手術盛名便名滿全臺，

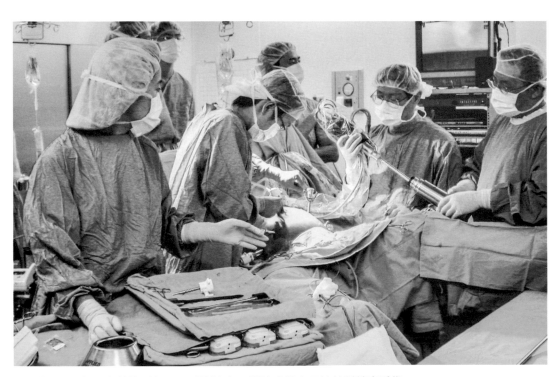

▲早在 2004 年，中榮外科部即已引進達文西機械手臂應用於外科精密手術。

享譽亞洲，2011 年更有菲律賓醫師組團前來觀摩，造福海內外無數病人。

醫療機構 BOT 的新典範

中榮不僅重視外科新穎儀器，更強調跨科合作，甚而成立專責病房。泌尿外科李建儀醫師指出，許多複雜的重症患者會從其他醫院轉送至中榮，這些患者身上往往有三、四科以上的病症需解決，「到底該由哪一科主責，經常困擾急診醫師。」

因此，2006 年，在第六任院長王丹江的支持下，重整外科加護病房，做大幅度硬體提升及功能整合，讓外科系各科與重症加護外科一起密切協調合作，以提供重症患者更有效率的診治。

此外，也呼應政府獎勵民間參與建設方案，推動 BOT 或 OT 計畫，利用民間醫療業者的資金或資源參與投資，先後在 2002 年、2005 年成立「正子造影中心」、「磁振造影健檢中心」，成為醫療機構 BOT 或 OT 的新範例，由於設備新穎、安靜且舒適，大幅提升對癌症、心臟病、腦中風的診斷品質與醫療服務。

邵克勇表示，探測癌症的正子造影設備每部動輒上億元，透過 BOT 或 OT 方式與民間醫療器材業者合作，由醫院提供場地、派駐醫師，的確有其醫療服

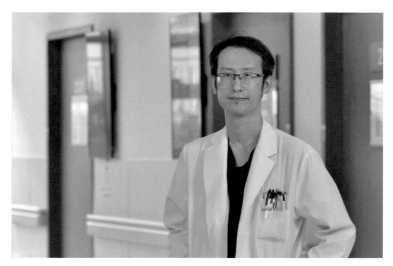

▲泌尿外科李建儀醫師指出，許多複雜的重症患者會從其他醫院轉送至中榮，因此中榮特別成立專責病房，提供患者更有效率的診治。

務的綜效，中榮推動成立「正子造影中心」、「磁振造影健檢中心」OT 案，分別榮獲行政院「民間參與公共建設金擘獎」及行政院「民間參與公共建設績效卓著獎」。

推行平衡計分卡管理

有別於傳統的績效評估只重視財務面向，被《哈佛商業評論》評為 20 世紀最具影響力的管理理論「平衡計分卡」（BSC），也在 2008 年由時任院長王丹江引入中榮。

這個理論是從財務、顧客、內部流程、學習成長等四個構面進行觀察，將每部分訂出關鍵指標（KPI），利用數據衡量達到成功的關鍵因素，對管理和

組織文化的改變很有幫助。

中榮連續推動數年，被認為是醫院成功推動 BSC 的最佳範例。中榮初期設定六大發展目標，包括醫療專業、醫療品質與病人安全、優質教學、優質研究、經營績效最佳化及善盡社會責任。

一開始導入時，院內同仁各有意見，持負面意見的也不少，王丹江親自與每個單位深談，同時與 KPMG 的安侯企業管理公司合作，推動全院平衡計分卡專案計畫，協助各單位訂定監測指標與目標，同時將 BSC 與資源分配、獎勵機制等連結，漸漸平息同仁歧見。

之後，歷任院長持續精進，每年依據醫院使命、核心價值、願景連結發展目標檢討策略地圖，以顧客價值主張為出發點，按照財務、學習成長、流程、顧客構面發展各策略主題目標，成為日後醫院發展成長的重大指引。

打造高水準的臨床技術訓練中心

中榮的教學名聞遐邇，每年醫院支出中，用於教學的比例均超過 10%，足見重視的程度。

「與北榮相較，中榮空間較小、教職（教授、副教授）少，但教學全國評比卻屢屢名列前茅，我起初有些懷疑，來到中榮後才相信，在這裡，教學已經內化成每個醫師該做的事情，這是一種責任感，」第七任院長雷永耀表示，「這裡的教學不輸給臺大、北榮，但相對來說中榮環境較不好，以前教學場地僅屈就於地下室，地點不佳，若要維持領先地位，需要投資改善。」

他認為，中榮遍地人才，即使客觀環境不如北部的醫學中心，依然可利用本身組織特性發展自己的特色，且能有優異表現。

為了維持中榮在教學方面的競爭優勢與發展精準醫療，他決定從提供硬體、改善環境開始。

一上任，雷永耀即著手尋覓新空間，首先盤點各研究室空間，檢討當年度預算，於當時研究大樓 4 樓向上加蓋一層，提供轉譯醫學研究完備的環境。

過去，醫師國家考試只需要紙筆測驗，為了增加考試的多元性，提升考試品質與鑑別度，後來增加「客觀結構式臨床測驗」（OSCE），一場考試約兩、三個小時，有十二個測驗站，考生應試時需要逐站接受測驗，內容包括標準化病人測驗，為病人進行問診，依據症狀、病史給予適當檢查，並給人體模型進行導尿、縫合等臨床技術。

為此，雷永耀決定興建教學大樓。此籌建預算需八千多萬元，分在兩個年度編列。當第一年四千萬元工程預算至 10 月已支用完畢，工程必須暫停到次年才能繼續施工。雷永耀面對此情境，當

為了降低新手醫護執行業務的風險，在保障病人權益的同時，提升醫療服務品質，雷永耀計畫購置最先進的模擬設備，但一具「高擬真模擬人」造價要一千多萬元，為此，他跟全世界生產模擬人市場占有率最高的美商「醫學教育科技公司」（METI）合作，於 2011 年 5 月簽訂備忘錄，中榮提供場地及人員，METI 提供高品質的模擬軟硬體設備，高水準的「臨床技術訓練中心」成形，後續為中部地區訓練許多好醫師。

成立產官學研醫的創新平台

跟北部醫學中心相比，中榮沒有醫學院，研究資源相對較少，也因此中榮將有限資源放在重點項目。雷永耀指出，當時每年會送五、六名醫師到國家衛生研究院做轉譯醫學研究，例如免疫風濕科，在紅斑性狼瘡的研究取得很好的成果。同時，也跟中部地區十所大專院校訂定研究策略合約，執行許多基礎、臨床及其他相關醫學的研究計畫。

另一方面，雷永耀也看到有利中榮發展的生機。中臺灣是醫療儀器、醫材產業等中小型企業的重鎮，光是科學工業園區就有塑膠工業中心、自行車中心、紡織中心等十個研究中心在做研發，中榮若能透過資源與知識共享，與當地產業共組研究平台，甚而把醫療和產業結

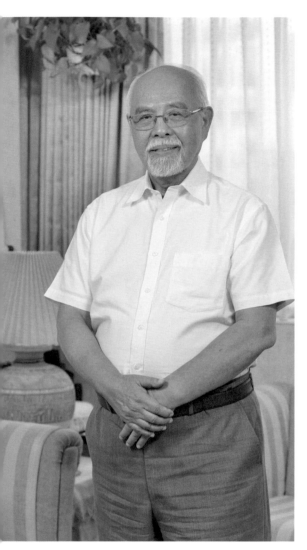

▲第六任院長王丹江導入實施「平衡計分卡」制度，成為日後中榮發展成長的指引。

下請潤泰集團總裁尹衍樑協助並獲得捐助，總算順利於 2012 年落成，這是亞洲首座高階的模擬人體醫學訓練示範中心，購買最新穎的訓練模具，達 19 大類共 252 組教學設備，加上創新的教案，是當時全國最好的醫事人員臨床訓練中心。

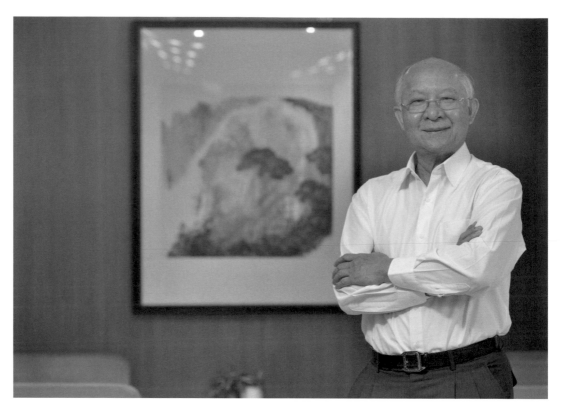

▲ 2009 年，第七任院長雷永耀公開徵詢各部科主任意見後，將中榮退出健保總額制度，在不影響病人權益下，也提高醫護人員士氣。

合在一起，可有效提升醫療生技產業的發展。

在雷永耀的催生鼓勵下，2009 年 11 月，中榮與醫藥工業技術發展中心等財團法人所成立的「傳統產業創新聯盟」（AITI）簽約合作，醫護人員只要把構想跟工程師討論，很快就可做出樣品。

例如中榮醫護人員創新研發出塵蟎快速檢測試劑、橈動脈止血帶等，交給企業工程師做出原型，再由中榮臨床試用、調整，最後技轉上市，打造中榮與企業雙贏的局面。

與不同醫療體系結盟，打造三贏

結盟的形式也不僅限於企業，還包括與其他公立醫院的合作。即使中部地區醫療競爭激烈，中榮依然以病人福祉為優先考量，創下公立醫學中心與公立聯盟醫院簽約的先例。

2011 年 1 月，中榮與衛生署中南區域聯盟簽訂「建教合作合約書」，醫院之間以合作代替競爭，彼此支援，也可互派醫事人員到對方院所接受訓練。

例如視病人病情需要，請醫師互相會

診或轉院診療；萬一發生緊急災害，可聯合調派人力，支援重症及加護病房，協助疏散住院病人等。

「透過建教合作案，結合不同醫療體系及院所，不但能提升服務品質與教學研究成果，也可擴大民眾就醫資源，是醫院之間與民眾的三贏局面，」雷永耀指出。

關鍵一役，退出健保總額制度

中榮是中部地區唯一的公立醫學中心，口碑好、病人多，且病例組合指標（CMI）相當高，相近於臺大醫院，意思是中榮收治很多重症病人，耗用的醫療資源高於全國平均數。但在健保局（現今健保署）中區分局實施個別醫院總額制度下，健保給付已被箝制，中區各醫院均限縮醫療服務，病人紛紛轉介到中榮，而在此制度下，醫師看的病人愈多，醫院就賠得愈多，因而發生不得不把病人轉診到其他醫院看診，或有私人醫院直接要醫師輪流休假的情形。

「這實在是不合理，公家醫院要規規矩矩做事，不能要求醫師停診不看病、不收病人，」雷永耀因此連續三次親自拜會健保局中區分局，也北上到健保局說明，希望能提高醫院總額，但健保局也有其困難，回稱只能在每季進行微調，無法提高中榮的總額。

他左思右想，終於，在某一次中榮的院務會議上，公開徵詢各部科主任意見，是否要退出健保局中區分局的個別醫院總額制度。這時，眾人異口同聲說：「要！」「既然大家同意，這是大家的決定，不是院長要你們做的，那中榮就退出總額，」雷永耀當場拍板定案。

2009 年 9 月 10 日，中榮正式宣布自第三季起，脫離個別總額，改採「核實審查制」，不影響病人就醫權益，也不限制門診掛號人數，當時還增開 31 診，週一至週六，天天開診。他回憶，退出總額之後，醫護人員士氣提高不少，醫師也全心全意留在院內執行醫療工作，財務狀況日趨穩定甚至成長，「後來才有經費蓋新門診大樓。」

舊門診大樓自 1982 年啟用，經過三十多年，空間顯得狹小，走道、樓高均無法符合現代醫院醫療需求。為擴充醫療量能，中榮決定於舊門診大樓前方緊鄰臺灣大道的圓形花園，新建一棟地上 8 層、地下 2 層的新門診大樓，同時打破舊藩籬、拆除圍牆，這是現代醫院建築思維、接地氣的做法。從此，中榮成為臺灣大道上的新亮點。

推動垂直整合，幫助分院獨立運作

全臺共有三家榮民總醫院，十二家榮民醫院，近年來，輔導會配合政府組織

再造，推動榮民醫療機構的垂直整合，分成北、中、南三區。北區由北榮主導，轄下有七家分院；中區則由中榮負責，轄下有嘉義、灣橋、埔里三家榮民醫院。

2007年起，嘉義與灣橋榮民醫院先進行平行區域醫院整合，2008年開始推行與中榮總院的垂直整合，2011年1月，嘉義與灣橋正式變成中榮的分院，隔年，埔里榮民醫院也改隸中榮。

為了順利完成垂直整合案，雷永耀多次來回嘉義與醫護同仁座談、溝通。他回憶，「原則上，三間分院的人事由我任命，但我都放手，讓他們自己決定，因為每家醫院自負盈虧，第一線醫護人員有他們的考量，我盡量不做指導，只跟他們一起制訂地區醫療計畫，根據各

地區的特性，設定目標。」

「垂直整合之後就是一家人了，」他指出，那就要用一家人的想法去做事，預計在三年內幫助一家分院獨立，不需再依靠中榮總院。

初始，扶植嘉義分院時，需要派醫師至嘉義看診。雷永耀先請中榮同仁把在嘉義支援看診的醫師名單列出，從醫院資料庫去取得該醫師診治過的病人中，哪些是住在嘉義附近，聯絡建議病人以後可就近在嘉義分院找原主治醫師，不需舟車勞頓到中榮看病。這樣的整合，讓嘉義分院提高門診量，病人更是省下不少時間與金錢。

完成中榮與三家分院的垂直整合，「不僅醫療資源可以共享，包括急診病床、儀器設備、醫護人力等，也讓整體醫療品質得以提升，更能以分院為觸角，深入社區，尤其是偏遠地區，形成照護網絡，守護民眾健康，」從雷永耀手中接棒的李三剛強調。

力爭普濟溪加蓋，醫院公園化

早期，中榮院內原本有條普濟溪貫穿院區，把醫院隔成兩塊，對到中榮就醫的病人很不方便，「像是肚子被切一刀，多難受啊，」雷永耀形容。

他印象深刻，當時溪邊兩岸就是停車場與兩頭的兩座橋，院內整條溪的前端

▲ 2011年1月，嘉義榮民醫院與中榮整合，改隸為「臺中榮總嘉義分院」。

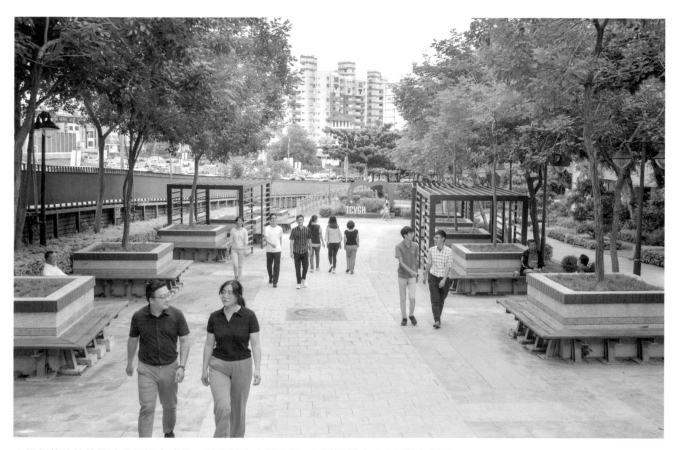

▲規劃整建後的普濟公園綠木成蔭，是中榮病人與家屬，以及醫護療癒心靈的好地方。

跟後端上方都已加蓋，只剩中間這一段沒有，且周邊的景觀需整治與維護，以前院方已經編列預算爭取過數次，卻始終未得到臺中市政府同意。

甫上任，雷永耀在尹衍樑安排下，一同前往拜會當時的臺中市市長胡志強，盼能爭取經費，且承諾會分享給臺中市市民使用。

經過一番曲折，臺中市政府同意編列三千萬預算，整治普濟溪中榮段，在溪面上加蓋，並進行造景、綠化，讓醫院公園化，增加休憩空間。2014 年 4 月 25 日，規劃整建後的普濟公園揭牌，由時任院長李三剛主持揭牌儀式，時任臺中市市長胡志強與輔導會主委董翔龍也親臨會場，共襄盛舉，讓中榮不僅可醫治病人的身體，也有座美麗的公園能療癒心靈。

在「以病人為中心」的目標下，中榮在硬體、軟體快速革新，積極整合內外部資源，守護中臺灣的根基與地位屹立不搖。

掌握關鍵趨勢
打造全方位國際級醫學中心

踏著創新醫療技術的穩健腳步，

臺中榮總發揮堅強的醫療、研發實力，

不僅立足臺灣，也一步步往國際舞台邁進。

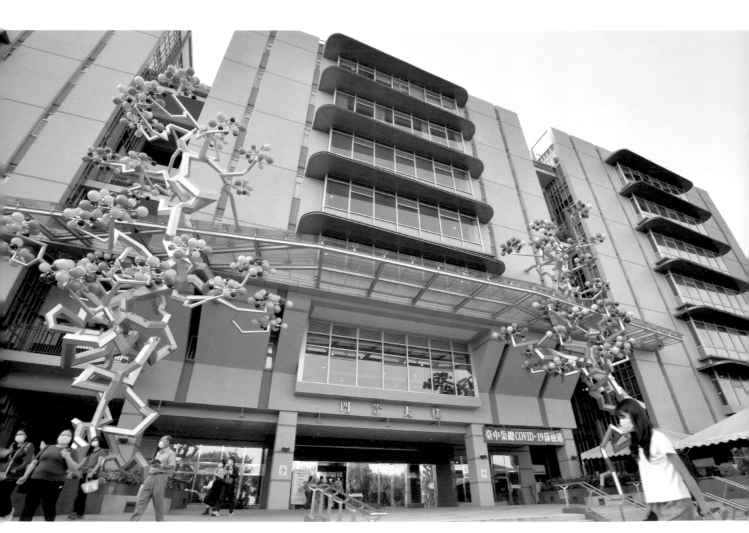

▲中榮在醫療服務、研究或教學品質上不斷精進，欲幫助更多的病人，為更多人創造希望。

在醫療環境競爭激烈、民眾對健康照護品質要求愈來愈高的情況下，中榮仍然不斷自我挑戰與超越，不論在醫療服務、研究或教學品質，邁往更高峰、更輝煌的成就。

向豐田汽車學習，導入精實醫療

醫院要能永續發展，除了開源，還需有節流配套，中榮很早就意識到這點，2011 年即開始擘劃。

2011 年 3 月，時任副院長李三剛建議院長雷永耀推行精實醫療專案，在雷永耀的大力支持下，李三剛快馬加鞭籌劃，於 3 月 19 日邀請東海大學工學院院長暨工業工程與經營資訊系教授王立志至中榮，演講精實系統與精實醫療。

2012 年 7 月，李三剛就任第八任中榮院長後，腳步更是加快。

「為了減少無謂的浪費，財務、人力及空間都要透過管理來發揮最大效率，」他舉例，護理站如果器材放置散亂或加護病房設備過度分散，護理人員就得花更多時間與體力奔波，進而壓縮到對病人的照護；醫療耗材大量堆放，缺乏管理，不僅浪費空間，也可能因為重複購買或過期，反而加重財務負擔。

為了精準控制成本，中榮採取作業基礎成本制，計算出單一醫療行為所需的費用，同時檢討採購作業流程，減少不必要的支出。

上任三個月左右，李三剛決定導入精實醫療至全院各科部單位。2013 年 4 月，他安排當時剛從美國返臺授課的德州大學教授陳鳳山，演講何謂精實健康照護，之後舉辦精實種子教師培訓班等教育訓練，分醫療、醫院行政兩組，各單位提出精實議題報告，陳鳳山現場進行指導，協助中榮培養種子人員。

精實醫療的管理理念源自日本豐田（TOYOTA）汽車生產管理系統，為了能學習當中的精髓，2013 年 2 月，李三剛跟前院長雷永耀帶領相關主管，前往日本豐田汽車在臺灣的製造基地國瑞汽車中壢廠參訪，進行標竿學習。

「我們用自 2000 年起，就在中榮實施的品管圈方式去推行精實醫療，是一種管理工具，每年推動好幾個品管圈，同仁們也逐漸習慣這樣的方法，」李三剛指出。

從 2011 年臨床醫療單位組成 2 圈精實圈起，2015 年許惠恒接任院長後持續推動，同年 9 月，行政單位開始組成 5 圈精實行政圈，自此行之有年，除醫療精實圈繼續組圈，精實行政圈 2016 年 9 圈、2017 年 5 圈、2018 年 12 圈、2019 年 17 圈、2020 年 10 圈，都得到各項行政革新，參加競賽皆獲得醫策會、經濟部中衛中心團結圈、臺灣醫療品質協會等獎項，交出亮麗成績單。

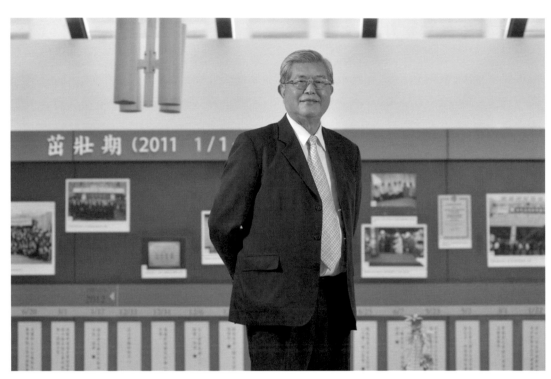

▲李三剛接任第八任院長後，將精實醫療導入全院各科部單位，為中榮往後的各項行政革新奠基。

全院推動標準化認證

　　早在 2004 年，李三剛在蘇澳榮民醫院擔任院長期間，多次前往輔導會開會。時任輔導會主委高華柱因擔任過聯勤總司令，聯勤需要管理很多工廠，很早就展開標準化作業，因而認為醫院也應該導入標準化認證，於是請中榮檢驗部協助進行蘇澳、員山兩家榮院檢驗科 TAF ISO 15189 認證，並獲得通過。

　　2009 年，李三剛回中榮擔任副院長時，在院長雷永耀授權下，開始規劃全院各單位長期認證計畫，邀請許多外部專家暨醫品病安委員會來輔導規劃，建立標準化作業。

　　2009 年至 2010 年，由護理部、藥劑部、放射線部、核醫科、行政部門開始；2012 年完成七個部科的認證，此後年年進行，許惠恒接任院長後持續推展，直到 2017 年外科部與神經醫學中心完成，全院都獲得 ISO 認證，讓標準化作業內化成為日常工作。

　　2013 年，病檢部及院內其他六個臨床檢驗與實驗室都通過 ISO 15189 認證；2014 年勞安室通過 TOSHMS 認證營造安全醫療作業環境，同年也得到第 15 屆全國標準化獎競賽公司標準化獎。

　　中榮也自 2013 年開始，每年舉辦院

內稽核人員教育訓練，培訓院內種子稽核委員，完全符合醫院評鑑「以病人為導向」的追蹤查核機制要求。

同一時期，其他醫院也在進行標準化作業認證，「跟其他醫院不一樣的是，我們是全院各部門都在推動，」李三剛指出，中榮各個部門同仁透過相關認證，將個別工作要求及規範予以內化、日常化。

影像儲傳系統無片化與全院無紙化

中榮很早就推動影像儲傳系統（PACS），是三家榮民總醫院中最早導入且完成的。若將歷史快速往前回推，1991年放射線部跟資訊室一起合作，「當時我是放射線部主任，資訊室主任溫嘉憲對此也有興趣，我們剛開始是用DOS版的個人電腦，把急診的電腦斷層影像送到急診室的護理站，這樣病人做完電腦斷層檢查，急診醫師在急診室立刻就看得到，不需再到放射線部借片子，」李三剛回憶。

也因為這套「急診影像處理系統」成效頗佳，1993年勇奪行政院頒發的全國傑出資訊應用獎。

之後中榮展開數年的持續優化、研發與創新，1999年，全院都能在網路上看到各種放射檢查的影像，不必再到放射線部調片子，「估計一個月就可省下數百萬元沖洗片子的費用，再加上耗材，一年節省三、四千萬的開支，更何況為了儲存片子，需要的片庫將近是幾個籃球場大小的空間，」李三剛回憶，推行無片化，不論經費、空間、人力等，都替醫院節省一筆不小的支出。

2002年，中榮完成全院無片化，2003年李三剛到宜蘭服務時，也讓蘇澳、員山榮院無片化，2013年更協助中榮的三個分院完成無片化，同時導入心電圖管理系統圖像。

2008年開始，積極推動紙本病歷掃描數位化，2009年起逐年實施醫院門診不調紙本病歷，2013年眼科與耳鼻喉科最後完成，同年年底全院完成住院病歷95％無紙化，健保申報採取電子病歷申報，2015年接受醫策會醫院評鑑時也採無紙化病歷評鑑。

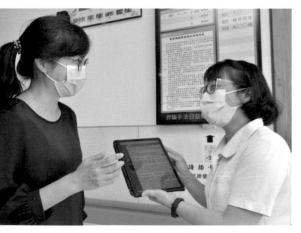

▲ 2008年起，中榮就積極推動門診、住院病歷等相關文件數化位與無紙化。

主動參加評鑑，建立協同管理系統

提到醫院評鑑，這當中有個小故事值得一書。

2011年，中榮通過醫學中心評鑑暨教學醫院評鑑，依照慣例，2015年要再接受醫院評鑑，恰好醫策會正在修改評鑑條文，重新修訂評鑑基準，擬增加「以病人為導向的追蹤機制」，因此延後一年進行。

而中榮早在2008年王丹江擔任院長時，就開始導入知識管理系統（KM），所有的標準作業流程（SOP）與規章、會議紀錄及附件等文件，通過查核就放入知識管理系統內，甚而成立KM推動委員會，建立與推廣使用KM管理文件，藉著積極展開導入計畫，將一條條評鑑條文導入系統內，建立評鑑

協同管理系統，並舉辦各單位員工競賽，徹底落實在日常的每個環節之中，不容絲毫差錯。

這套知識管理系統的建立與使用，在2013年榮獲EPBA國際專案管理標竿企業優質企業獎，以及PMI台灣專案管理最佳實務競賽優選獎。

也因此，2014年11月18日醫策會發文詢問各醫院，是否願意針對評鑑基準的修訂做試評時，中榮樂見其成，「我們主動參加，要做無紙化的評鑑，」李三剛說。

已經摩拳擦掌多年的中榮，勝券在握。果然，展開醫院評鑑時，評鑑委員手持中榮提供的平板電腦，不論走到哪個部門，都能輕易且快速地透過指尖找到想看的佐證資料或數據，即使多年後，李三剛想起當時的畫面，依然記憶

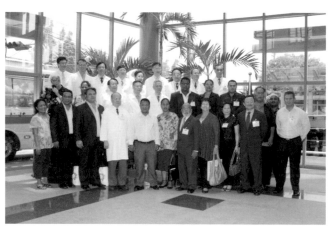

▲諾魯共和國馬可士史蒂芬總統伉儷（前排左五、六）蒞臨中榮參訪及健檢。

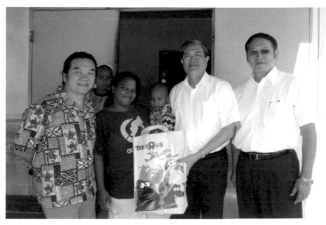

▲時任中榮副院長李三剛（右二）探視於2009年由中榮婦產科及兒科醫師於諾魯接生的難產嬰兒Taiwan（右三）。

猶新。

　　他笑著說:「醫策會的委員們很驚訝,對我們相當肯定,認為中榮的數位化做得很成功,就開始著手調整評鑑條文,希望要求其他醫院也跟進;日後,許多醫療院所也紛紛來參觀。其實,推動醫療資訊化套用醫策會評鑑基準的主旨,只要掌握三個原則:簡化、優化、日常化,當日常工作管理文件全部電子化之後,評鑑委員任何時候來,我們都能從容以對。」

　　除了推動全院表單無紙化,還漸次完成電子交班、醫護交班系統、跨團隊病歷紀錄系統、病房設電子白板,方便工作人員交接,開刀房設立衛材庫專人管理、手術室條碼醫材管理等。

　　2013 年,順利導入心電圖管理系統與無紙化(三家分院連線),呼吸治療科儀器連線及產生電子化表單,麻醉機儀器連線及產生電子化表單。

　　「呼吸照護病房使用的呼吸器,之前相關數據需透過人工記錄,甚至在開刀房,麻醉機的紀錄過往也得用人工繪圖,費時費力,且容易發生錯誤,資訊室與廠商合作,將機器與醫院醫療資訊系統(HIS)連線,數據全部透過網路自動輸入到伺服器裡,也有助於進行健保申報,不需要仰賴人工填寫,減少錯誤。之後,很多醫學中心陸續跟進,對病人幫助也很大,」李三剛分析。

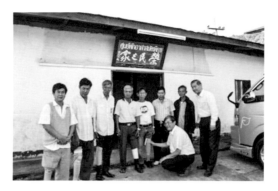

▲時任中榮副院長李三剛(前方蹲者)探訪泰北美斯樂榮民裝義肢情形。

整合用藥,病人安全更有保障

　　為了提升病人用藥安全,中榮在 2013 年進行病人用藥整合。

　　李三剛之前跟病人安全同好會至日本醫院參訪時,發現當地病人住院之前,住院服務處會有藥師進行病人全部用藥的諮詢與整合,深感對病人用藥安全的重要,因此返臺後,便請藥劑部規劃展開此項服務。很快地,2013 年,中榮門診住院服務中心設置藥師櫃台,提供病人住院前藥事評估服務,透過藥物諮詢,避免病人重複用藥。

　　剛好,健保署正在舉辦「健保雲端藥歷系統應用創意比賽全國評選會」,資訊室與臨床資訊科主任潘錫光通力合作,首創設計 Timeline 藥物時間序列表、藥物資訊及外觀查詢、重複用藥及藥物交互作用檢核機制,建置藥師與醫師雙向交流用藥整合平台,有效減少重

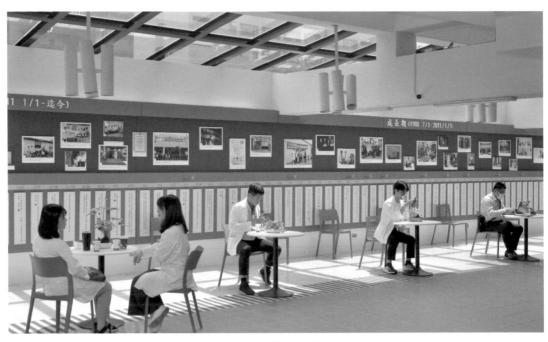

▲研究大樓二樓牆面呈現了中榮院史點滴，保留無數珍貴史料。

複用藥及藥物交互作用。這套系統於 2014 年榮獲全國第一名，當時，來中榮觀摩學習的醫療院所，前仆後繼。

長期提供國際醫療援助

2008 年 8 月，諾魯共和國總統馬可士‧史蒂芬（Marcus Stephen）經傅正綱大使與王丹江院長安排至中榮參訪並健檢，同時討論醫療合作；同年 10 月 31 日至 11 月 14 日，中榮參與支援諾魯行動醫療團，之後每年固定支援三、四次，每次在當地義診約一星期左右。

期間發生一則感人事例。

那次，中榮派婦產科、小兒科、腎臟科各一位醫師，以及一位護理師前往諾魯，剛好遇到有位婦女難產，新生兒出現胎便吸入症候群，情況十分危急，加上這名婦女的第一胎是死胎，讓治療團隊的壓力很大。

婦產科醫師林宗毅、小兒科醫師王儷靜，與當地醫院的婦產科醫師 Dr. Tin 合作，順利搶救出生後有嚴重呼吸窘迫症候群的小男嬰，男嬰父母感激涕零之餘，便將嬰兒取名為 Taiwan，在當地傳為美談。

2011 年，時任副院長李三剛代表中榮與國際合作發展基金會醫師陳志福，前往諾魯簽訂為期五年的「臺灣醫療網計畫」（Taiwan Medical Program to

Nauru）合作備忘錄，還特別與臺灣駐諾魯大使項恬毅去探望這對母子，「Taiwan 非常活潑可愛，可以說，國際醫療做得很成功，」多年後的今天，李三剛仍記憶猶新。

而「臺灣醫療網計畫」從 2012 年 9 月開始，改成每三個月輪調一位專科醫師前往，提供常駐服務，並規劃醫療照護與公共衛生預防保健服務。從 2012 年至 2014 年，總計派了 25 名醫師進行長短期醫療支援。

中榮不只派遣醫師常駐，當諾魯有棘手病例，也安排接往中榮給予適當救治。2013 年 2 月，五個月大的嬰兒產前診斷胎兒水腦，產後發現在低位胸椎與腰椎部位有「開放性脊柱裂併脊髓腦膜膨出」，並且有腦脊髓液漏出現象，李三剛慨然提供協助，把嬰兒接至中榮神經外科開刀，手術順利。

2013 年 12 月，諾魯總統至中榮接受健康檢查，發現冠狀動脈出現問題，三個月後，返院接受心臟血管繞道手術，手術成功且術後良好，「可以說，替國家在外交上爭取友邦很大的認同，」李三剛指出。

除了諾魯，他也曾帶領醫護同仁前往泰北美斯樂、越南等地進行國際醫療義診服務，更積極推廣與中國大陸醫療專業人上交流，邀請前來中榮參訪，進修研習培訓。

打造院史走廊，記錄珍貴史料

過去，中榮的院史紀錄，是以數位院史館的數位典藏在網頁上呈現，缺乏實體文字或照片，以便讓員工或民眾能直接了解。

為此，李三剛參考臺大、三總的做法，在研究大樓二樓空間的牆面，規劃為陳列院史的地點，讓員工與院外醫師、民眾，甚至是貴賓到中榮參加研討會或大型會議時，可以在休息時間自由走動瀏覽。

正好 2012 年，中榮三十週年院慶，前院長雷永耀邀請中央研究院近代史研究所對歷任院長、副院長等，進行口述歷史回顧訪談，留下無數珍貴的史料。

用心打造的院史走廊，也順利於 2013 年 10 月 28 日舉行揭牌典禮。

十二家分院導入中榮醫療資訊系統

醫療資訊系統像是醫院的神經中樞，協助第一線醫護技術同仁，提供民眾快速且安全的醫療服務。

多年來，中榮的資訊系統在全國醫界有口皆碑，即使處於領先地位也願意愛屋及烏，一肩扛起輔導會「十二所榮總分院導入臺中榮總醫療資訊系統」專案，自 2016 年 10 月開始至 2022 年 9 月結束，長達六年的專案計畫，協助優

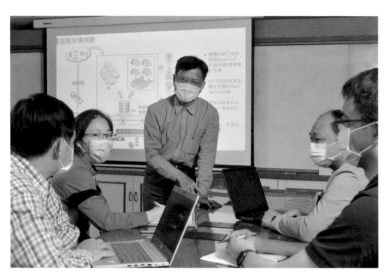

▲中榮資訊室為協助優化榮醫體系十二家分院的資訊系統,展開全國走透透行程,陸續完成各分院系統轉換。

化全國十二家分院的資訊系統,並完成上下及水平資訊整合。

這是一項史無前例的艱鉅重任,在三家榮總中,當時只有中榮有此實力,是唯一有能力將院內資訊系統導至分院的榮民總醫院。

從中榮的資訊發展史可看出,過去的醫療資訊系統是以滿足「功能」及「作業流程」為主,「現階段則已導入大量 IoT 設備與各類儀器連線功能,醫療資訊系統轉成為以『資料整合運用』為主,」資訊室主任賴來勳表示。

也因為擁有實力堅強的醫療資訊系統,當輔導會想要整合各榮院的醫療資訊系統時,內行人都知道,非中榮莫屬,因當時北榮與高榮仍在使用 IBM 大型主機系統,無法導到各分院。於是

2016 年,中榮接下輔導會此專案重任。

復健科技術主任陳彥文當時也參與支援各分院輔導復健資訊系統業務,包括各項復健治療報到流程、復健治療評估、每日復健紀錄、跨團隊照護資訊等,如今回想起來,他的感受是:「這是中榮的榮耀。」

這份榮耀來得不易,每一步,都集結了無數人的心血。

團隊合作,完成重要專案

一開始,中榮資訊室接到的指令是,整合中榮的三家分院即可,沒多久,政策大轉彎,改成整合十二家分院,還得自行擬訂計畫、預估經費、人力配置等。「我們從沒做過這樣的大型專案,只能靠自己摸索,」賴來勳指出,整個計畫分成前三年與後三年,前三年要導入門診、急診、住院和病人管理等核心系統,後三年則回到各分院,每個分院配置一名工程師,因此,他編列了 22 位工程師。

沒想到,從 2016 年 10 月展開專案,進行了七個月只招募到 4 名工程師,資訊室同仁工作負荷量可想而知。他們從錯誤中推敲原因,原來,招募內容寫「計畫性」而不是「長期性」,自然求職者意願不高,但招募內容修改後,也只招募到 12 名工程師。

人力不足，恐將影響日後計畫進行，左思右想，決定改採部分委外方式，外包給廠商協助部分工作，程式開發與協助轉換仍由中榮負責，等系統開發出來後，至各分院進行約一個月的教育訓練，就請廠商派工程師駐點。

「我們摸索出一個模式，預計上線日的前後三至四天，中榮資訊室全體出動，協助分院如何關掉舊系統、轉換新系統，上線日當天凌晨如何打開新系統。系統轉換最關鍵的前三、四天，我們在現場協助並待命，之後改成線上協助，」賴來勳說明。

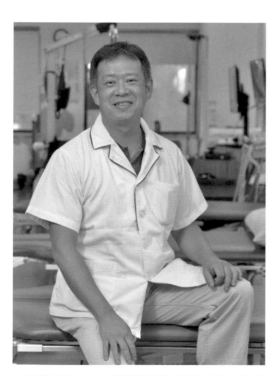
▲中榮協助十二家分院導入醫療資訊系統，復健科技術主任陳彥文也參與輔導復健資訊系統，讓他與有榮焉。

上線前，資訊同仁擬訂 SOP，準備期、導入前、導入中，有哪些工作項目需完成，列出清單；2019 年 3 月，順利完成第一個導入醫院——嘉義分院，三個月後導入埔里分院，之後是新竹分院，中榮資訊室如火如荼展開全國走透透行程，陸續完成其他分院系統轉換。

2020 年，新冠疫情延燒，原本要搭火車前往花蓮、臺東協助分院上線，卻因疫情無法搭乘改坐遊覽車，「我們包九人座車前往，早上九點從臺中出發，下午四點才到花蓮玉里，」賴來勳笑稱，這個專案讓資訊室同仁好像繞了臺灣一圈。

除了「十二所榮總分院導入臺中榮總醫療資訊系統」專案，中榮院內的相關工作也必須同時兼顧，這讓資訊室同仁忙得人仰馬翻，「即使辛苦，我們仍是相互支援，團隊合作是中榮人最可貴的精神，以病人為中心是我們認為最重要的核心價值，」賴來勳肯定地說。

一部一科一室一 AI

人工智慧（AI）被視為第四次工業革命的重要核心，一向重視人才培育且打算為中榮智慧轉型的第九任院長許惠恒，上任後旋即帶領院內同仁制訂短中長期發展目標。

短期目標是推動 AI 核心技術的深度學習，強化 AI 與大數據的醫療發展與

應用，特別的是，他喊出「一部一科一室一AI」，希望每一部門和科室的醫療人員及行政人員，都能了解AI，而且有能力落實，應用在全院的醫療照護與行政作業，變成中榮的工作文化，「中榮要達到的目標，不只是醫療智慧化，而是以病人為核心的全人智慧，成為醫療典範，」這是許惠恒的內心想望。

也因此，在2018年，當得知台灣人工智慧學校在臺中設立分校，他鼓勵中榮同仁報名修課，只要上滿16週課程且拿到完訓證書，全額補助五萬元學費。

開發住院病人病情惡化預警系統

上行下效，他的用心，激起許多員工報名，從醫師、護理師到醫檢師，甚至總務室、工務室、人事室等同仁也前往受訓，前前後後共有一百多位接受過短期或中期的課程，返院後更持續在各單位舉行讀書會，各自選書，互相分享如何落實應用在工作中。

其中，時任重症醫學部主任吳杰亮在台灣人工智慧學校修課的小組實作課程，打造了全國第一套「住院病人病情惡化預警系統」，不僅榮獲台灣人工智慧學校成果展第一名，更讓中榮在國家醫療品質獎中勇奪住診服務（含加護病房）的優良標章。

吳杰亮從品管中心數據資料中，先蒐羅4萬名病人，從2007年至2017年的10萬筆住院資料，包含急診到入院監測的血壓、心跳、血氧、體溫、意識狀態、入院科別的生命徵象等，再邀請東海大學三位資工系老師協助統計與運算技術，短短三個月，就打造出「住院病人病情惡化預警系統」的雛型。

許惠恒說明，每個住院病人都有個數字，根據病人血壓、血氧、心跳等數值，系統會自動分析運算（兩小時自動跑一次），估出將來六小時與十二小時的病況變化風險係數，並在護理站的電子儀表板上以紅燈、黃燈、綠燈分別代表高風險、中風險與低風險，讓醫護人員能一目了然，查房時優先處理，或者特別留意高風險病人的狀況；如果有死亡風險高的病人，系統會主動通知主治醫師。

這套預警系統順利於2019年2月在中榮正式上線，把電子儀表板設於醫療站與護理工作推車上，對提升病房照護的品質與安全，裨益甚大。

至今，發展AI已成為中榮特色，第十任院長陳適安上任後，更獲邀擔任科技部「推動臺灣智慧醫療聯盟以加速智慧醫材之臨床試驗：聯合臨床試驗流程規劃與合作平台建置」、十一家醫學中心協作、共計啟動五個國家型計畫的召集人，這都是中榮持續發展智慧醫療的最佳表現例證。

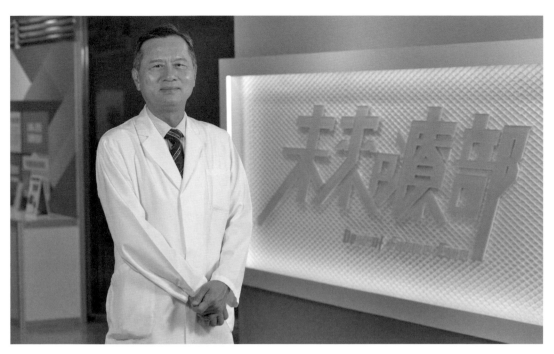

▲ 第九任院長許惠恒帶領中榮醫護積極智慧轉型,目標不只是醫療智慧化,而是以病人為核心的全人智慧。

糖尿病血糖全人照護

全人照護(Holistic Health Care)是中榮的使命也是最高目標,目前在院內運作的糖尿病人個案管理系統,已經實現一條龍式的個案管理,是朝向全人照護的一大步。

糖尿病人個案管理系統是中榮第一個個案管理系統,包括門診及住院病人用的糖尿病血糖控制品質管理系統,以及出院返家後使用的創新智慧糖尿病照護App,讓糖尿病病人從門診、住院到返家的照護沒有斷點。

之所以選擇糖尿病,是因為在臺灣,

先天性缺乏胰島素的第一型與第二型糖尿病病人加起來,已經超過 220 萬人,許惠恒分析:「不分第一型或第二型,糖尿病有許多急慢性併發症,慢性併發症常見有眼睛、血管、神經、腎臟病變等,最終造成器官失去功能;急性併發症則包括酮酸中毒或低血糖昏迷等,嚴重可能造成後遺症或死亡,是相當值得關注且付出心力照護的慢性疾病。」

中榮的糖尿病照護系統聲名遠播,2017 年,獲得國際糖尿病聯盟頒發糖尿病衛教中心認證,以及卓越糖尿病照護中心雙重肯定。2020 年也獲得 SNQ 全國評比的銀獎(當年金獎從缺),代表

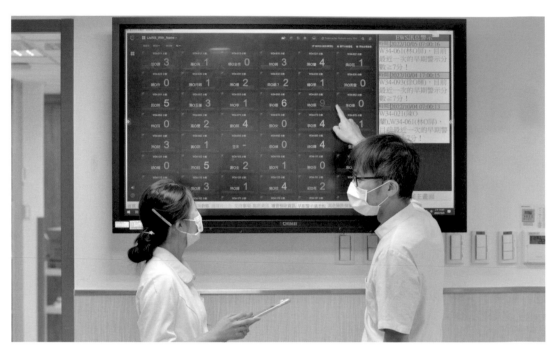

▲中榮護理站的電子儀表板上,以紅燈、黃燈、綠燈分別代表高風險、中風險與低風險,醫護人員能一目了然,便於相應處置。

這是亞洲第一的榮耀。

2020 年全球暴發新冠疫情,各國醫療體系面臨緊繃狀態,這時,中榮收到美國加州大學舊金山分校教學醫院的醫師來信,希望能透過視訊了解「住院病人血糖控制品管系統」。他們想透過這套系統發揮遠距照護的功能,讓醫護人員能從遠端抓取數據,分析住院病人的生理量測數值,減少醫師會診及與住院病人直接接觸的機會。

對中榮來說,糖尿病病人的全人照護只是起步,如何將這套服務模式廣為應用到其他疾病照護,才是終極目標。2020 年 7 月,心臟內科、腎臟科、呼吸治療科、胸腔內科、過敏免疫風濕科等內科系,都各自規劃「照護品質管理系統」,例如急性腎衰竭或心衰竭等。

「期待創新智慧糖尿病照護 App 不僅用於出院病人,還可用於返家照護,更期待日後有機會能與健保署的健康存摺串聯,引入更多大數據資料,讓照護管理更為完善,甚至發展出商業模式,普及全臺灣,」許惠恒不吝道出他內心更長遠、更大規模的擘劃。

翻轉手術房管理文化

不論慢性病疾患或急、重症,中榮

都持續往整合式服務模式優化,「一方面可達到以病人為中心的照護,另一方面則是可減少醫療資源的浪費,」許惠恒任內期間,為了創造高品質的醫療服務,2015 年開始積極導入精實管理,尤其是手術房,可說是整個翻轉既有的開刀房使用規則。

中榮是中部地區的醫學中心、綜合教學醫院,也是重度急救責任醫院,每天有超過一百五十多項手術在進行,其中,有很快便能完成的小手術,也有複雜耗時的大手術,但不論是例行刀或急診刀,每次都需要投入大量跨團隊的工作人力,包括醫師、麻醉團隊、護理師等,甚至有些手術開至半夜仍未能結束,對護理人員來說工作負荷沉重。

2015 年年底,許惠恒決心重新管理手術房,成立手術室精實專案小組,由醫務企管部主任蔡鴻文擔任執行長,團隊成員包括外科部主任、骨科部主任、麻醉部主任及兩名年輕外科醫師,並請時任品管中心主任吳杰亮協助,導入「精實管理」,也就是重視流程細節和資料數據,減少不必要的浪費。

曾攻讀醫院管理的許惠恒表示,「精實管理的精神來自工業工程管理理論,實際運用以日本豐田汽車為鼻祖。」

豐田汽車為了減少生產線上的浪費,建立獨特的管理模式,相當重視流程細節與資料數據,同時運用目視化管理(利用電子儀表板,讓管理資訊一目了然,使管理目標透明化)及異常管理(訂定的目標進度超前或落後,都屬於異常值,這時應追根究柢找出原因,提出合理解決方案並積極處置),這與精實管理三者統稱「豐田式生產管理系統」(TPS)。這套管理系統不但讓豐田汽車減少生產成本與存貨,也獲得極佳的顧客滿意度。

過去,各科壁壘分明,只要手術結束,該科人員就會全部從手術室撤退,只留空房給下一科開刀,許惠恒指出,這樣的做法並沒有讓人力充分發揮,「很像企業界常說的『穀倉效應』,習慣守著屬於自己的那座高聳又封閉的穀倉,不願與他人溝通分享,這會影響醫院的和諧運作,對醫院整體利益更不是件好事。」

但問題是,長久以來,手術室可說是外科醫師的「管區」,內科醫師的他要改革,一開始的確遇到挑戰,「外科醫師反彈,說我是內科,不懂外科,但我認為,我是最懂外科的內科醫師。」

從不對員工疾言厲色的許惠恒,先率領外科部、骨科部、麻醉部與護理部主管,以及手術室精實專案小組、品管中心行政人員,一群人浩浩蕩蕩前往日本廣島大學附設醫院參訪,當同仁們親眼見到該院利用視覺化儀表板,管理手術室所產生的效益後,大開眼界,決定返

臺後全力參與變革。

精準預測，確保病人安全

2015 年 8 月，手術室精實專案正式啟動，剛開始每週開一次會，許惠恒全程參與、緊盯進度，「中榮有 41 間開刀房，可用大數據抓各手術室平均使用時間，醫師排刀時可預估時間，手術室設即時看板，除了清楚顯示手術階段訊息（例如是準備中或手術中），更以百分比顯示手術進度，如果顯示 80%，表示下一台手術可以開始準備，清潔或消毒的人員可及早就定位。」而對病人的直接幫助是，可預估何時接受手術，不必像早期那樣癡癡等候院方通知。

更有意思的是，這套系統能精準算出各項手術的平均開刀時間，如果手術時間超過正常時間的一半，即時看板系統會以紅色標示該手術「異常」，控台人員就會立即與手術室內的醫師聯絡，並打電話預告該醫師的上級醫師，以便隨時呼叫救援。

執刀醫師也需要在手術完畢後，說明為何手術執行這麼久，讓專案小組能從中了解狀況，確保病人安全。「此舉也可讓醫師更精進自己的醫術，」許惠恒表示，這些措施，最終仍是回歸到病人安全及提高醫療服務品質。

這套系統於 2021 年獲得第 23 屆國家生技醫療品質獎醫療院所類醫務管理組銅獎，受到各界高度肯定。

更新醫院識別化標誌

2015 年許惠恒一上任，第一步是展開傳承與創新，拋開已沿用數十年、帶有軍方色彩的原醫院識別標誌，重新設計新的醫院識別標誌。

他指出，「雖然我們是榮民總醫院，但目前服務的榮民占比不到 10%，如果我們自詡為全民的醫學中心，就應該有新的定位與策略，換醫院新標誌，是一個重要象徵。」

為此，他跟輔導會溝通，並取得院內重要主管共識，同時搭配新的門診大樓色系，委託廠商設計，新標誌在 2016 年順利誕生，「新的門診大樓蓋好後，我邀請八位前任院長回娘家，每一位身體都很健康，開開心心來共襄盛舉，我想藉此表示飲水思源，同時也象徵中榮的傳承及創新，」許惠恒表示。

新標誌是以原有徽章為設計藍圖，留下代表醫院的十字，表示中榮不忘本，也代表精實、希望與永續。

色彩的設計，改成典雅白色與孔雀綠，十字圖樣內有數位圓點排列呈放射狀，從中間的小圓點逐漸往外變大，代表有動能、智能、秩序。

放射狀圓點遠看有如五芒星，而這

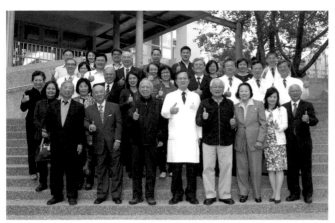
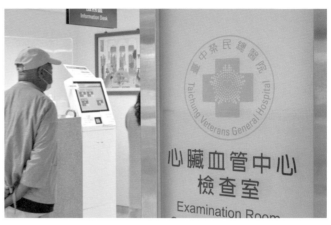

▲藉新門診大樓落成之際，時任院長許惠恒（前排左四）　　▲中榮新標誌保留原有徽章為設計藍圖，表示中榮不忘本，
　邀請歷任八位院長返院巡禮，象徵中榮的傳承與創新。　　　　也代表精實、希望與永續。

正好代表醫院的五大策略發展：醫療專業、醫療品質與病人安全、優質教學、優質研究、社會責任。

新標誌中間有一顆愛心，五芒星從此顆心往外放射，「這不僅代表中榮提供以病人為中心的醫療服務，也希望時時刻刻提醒員工，中榮提供服務都必須從愛出發，為民眾設想。」許惠恒的這番解說，可從他身體力行「感動式服務」尋得印證。

對他來說，感動式服務就是病人沒有預料到的服務，不只是醫療面，還包括其他面向，個個細微處都可展現醫院貼心之處，令人深受感動。

例如，住院病人生日那天，會得到一個小蛋糕，讓病人感動不已；民眾來門診當天如果剛好生日，櫃台服務人員會送一個小禮物，讓當事人喜出望外，甚至來函致謝。「我請同仁去抓數據，可推算出隔天會有多少位預約掛號的門診病人生日，事先估好數量，準備好蛋糕或小禮物，小小一個關懷舉動，卻讓很多民眾從此變成死忠病人，」許惠恒微笑說著。

每天都上演的感動式服務

而感動式服務也以不同形式，無時無刻在中榮的各角落悄悄上演。

有天上午，一名八十多歲的客家阿嬤由兒子陪同，手裡拿著看診單，兩人神色慌張、眉頭緊鎖，阿嬤吃力地挪動身體試圖跟上兒子的腳步，母子倆在醫院大廳走廊上東張西望，似乎迷路了。

中榮志工黃麗月正好經過，迎面看到這對母子緊張的模樣，立刻主動上前探

問是否需要幫忙。

原來，客家阿嬤掛了某科下午診，但因為家住東勢山上，怕錯過下午預估的看診時間，因此請兒子陪她，天才剛亮就從東勢輾轉換車，接近中午時抵達中榮院區。

黃麗月看著眼前這位不太會說國語的老媽媽，旁邊的兒子也有些年紀，兩人吃力地在陌生的醫院內，試圖尋找下午看診的地點，她心生不忍，親自帶著這對母子穿過廊道、搭電梯，前往診間。

她請阿嬤坐在診間外等候，然後輕敲診間門，阿嬤的主治醫師仍在執行上午診，黃麗月委婉地問醫師，是否願意讓

阿嬤提前到上午看診，不然就得請阿嬤下午再來，但中午用餐時間也到了，黃麗月擔心這對母子可能寧可餓肚子也不敢去覓食，怕又迷路了。

一聽完志工黃麗月說明，主治醫師爽快同意先幫阿嬤看診，同時開檢驗單，黃麗月指引這對母子前往檢驗地點後才安心離去。此後，只要阿嬤再回院看診，不論是女兒或兒子陪同，他們每次在診間等候區看到黃麗月，總會不斷感謝再感謝。

已在中榮擔任志工十三年的黃麗月，一星期有三至四天在中榮當志工，服務他人的熱忱讓她臉上永遠洋溢著笑容與

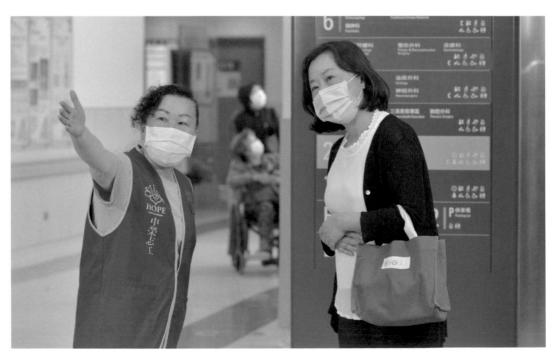

▲感動式服務以不同形式，無時無刻在中榮的各角落悄悄上演（左為志工黃麗月）。

活力，絲毫看不出曾是乳癌患者。

如黃麗月這般積極主動且充滿熱情的中榮志工，目前約有五、六百位，分布在急診、門廳、服務台等處，連醫院醫護人員去中央公園執行大型 PCR 篩檢，也能看見這群志工的身影，在熾熱的藍天下，揮汗服務廣大群眾。

改善抽血區，減少等候時間

抽血區是病人對醫院感受最直接且重要的地點，如何優化服務，長期以來都充滿挑戰。以前的中榮，抽血區很狹窄，動線也不佳，人多時顯得擁擠，如果有坐輪椅的患者進來，眾人得閃來閃去，經常有民眾投書抱怨。

「如何讓病人感受到抽血的等候時間有持續改善，讓病人滿意，是過去數十年來我的目標，」從 1985 年即在中榮服務、一般檢驗科主任王俊民坦言，中榮每天有高達 1,500 人次的抽血量，抽血區的挑戰，他處理了二、三十年。

主要是受限於空間與設備，即使同仁已提早一小時上班，或預期連假過後人潮爆量，事先規劃對策因應，在狹窄的抽血區旁的會議室增設臨時櫃台、調派人力等，依然無法徹底解決抽血區先天不良的困境，「以前，抽血人員天天挨罵，接獲抱怨投書是家常便飯，」王俊民苦笑。

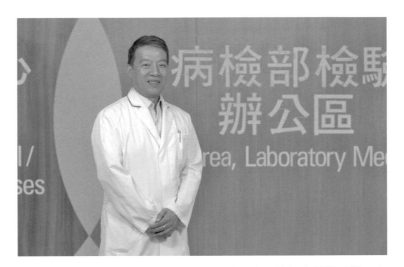

▲一般檢驗科主任王俊民表示，中榮採購最先進的採血備管系統，大幅縮短抽血時間，同時提升病人滿意度。

直到 2018 年，出現重大轉折。

這年，前棟的門診大樓竣工，後棟空出一些診間，許惠恒將後棟二樓空出的診間，規劃新的抽血區。

規劃抽血區需要編列特別預算，如果當年預算排不進去，就得繼續等待，「過去一直缺乏資金，直到許惠恒院長上任後，充分支持，編列三千五百萬元，採購最新進的採血備管系統，」王俊民解釋，這套最先進的設備改變過去要用人工貼條碼，省下不少作業時間，相對也讓病人抽血的速度加快。

病人在報到區，插入健保卡，電腦系統會判斷近四個月的醫囑，確認有無重複的項目，如果有，就自動剔除；如果病人多科看診，則可自行選擇今天是看哪一科需要抽血，避免提前或重複抽

血，選好的資料會自動送到備管系統，今天要抽幾管血、驗哪些項目，條碼自動貼好在管子上，當病人來到抽血櫃台前，抽血人員可省掉人工貼條碼的時間，只需核對病人身分。

「以前要用檢驗單去掃描、印出條碼，抽血人員找管子、貼上標籤，要多花兩、三分鐘，現在病人平均減少等候三至五分鐘，」王俊民滿意地說明。

有了最先進的採血設備，抽血櫃台從5個增加至11個，等新的抽血區完工後更可增加至14個。王俊民指出，櫃台數增加後，以前抽血要等候四、五十分鐘，現在只要等約十分鐘，驗血報告也能較快取得，門診等候看報告的時間也跟著縮短。

此外，動線也重新做了規劃，並增設輪椅抽血區與預約抽血服務，報到後，最遲五分鐘內即可抽血，完成率達100%。

效率高，幾乎不必等待，病人口碑相傳加上院內不斷宣傳，預約抽血從過去每個月不到一百人，現在高達六百人。同時推行高齡友善，之前是80歲以上的民眾可優先抽血，由於好評不斷，現在降至78歲以上。王俊民指出，這是運用大數據分析出能再服務的歲數。

整合採血與驗尿檢驗流程

檢驗除了抽血，驗尿也是常規項目之一，有些病人抽完血之後會忘記還需要驗尿，檢驗科同仁不斷思考，如果當天需同時驗血、驗尿，可否一次到位？於是，與採血備管機的資訊廠商一同討論，將尿管備管系統功能也一併整合，簡化檢驗流程。如此，病人報到時只需點選功能，報到機可同時掉出貼好條碼

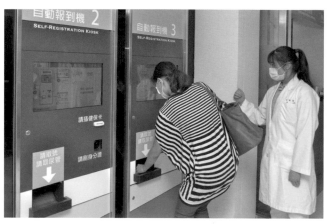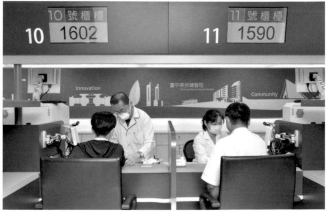

▲中榮整合採血驗尿檢驗流程，完成全亞洲第一套抽血備管暨尿管系統。

的尿管,號碼牌上並標示預估等候時間,病人可先去集尿,再去抽血,不會漏掉該做的檢驗項目。

透過儀器設備來改善流程管理,並往前思考,讓使用情境更貼近病人所需,王俊民頗感榮耀,他說:「這是全臺灣,也是全亞洲第一套抽血備管暨尿管系統,因為沒有人想到可以將這兩個檢驗流程結合。」

抽血人員從過去天天挨罵,至今整個大反轉,經常有病人誇讚「抽血環境很好」、「抽血速度快」、「工作人員態度親切友善」……,王俊民欣慰地說,同仁努力付出,一切都值得了。

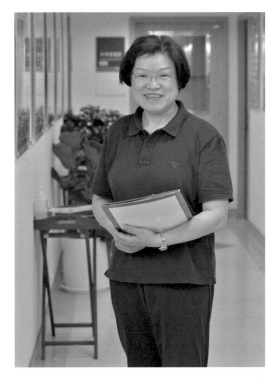

▲在中榮服務滿四十年的護理部書記司馬千儀認為,行政人員職務輪調是寶貴的學習過程。

行政人員職務輪調,活化組織

中榮是公立醫院,各科室都有行政人員,個個背景不一,一待可能就是數十年,如果缺乏學習成長的輪調機制,容易出現公務員心態,甚至產生弊端。

為此,許惠恒上任後,除了鼓勵同仁進修,也規劃行政人員職務輪調辦法,鼓勵在同一部門任職超過三年者,申請到其他單位歷練。

初期,只有少數人報名,他為了展現決心,甚至採取部門互調方式,「一開始反彈非常厲害,還有人透過前任院長來關說,我是帶著鋼盔也要做這件事情,」許惠恒展現鋼鐵般的意志,無法

接受者自行離職,他也只能深深祝福。

但慢慢地,同仁們發現輪調有其好處,例如有些同仁發現居然有某部電腦多年來都沒有整理,也有些同仁表示自己某些潛力被開發出來,學到更多東西。

從中榮創院就來當臨時員工後來轉為正職、服務滿四十年的護理部書記司馬千儀說,她原本在醫院負責櫃台行政多年,之後有機會轉護理部,「老實說,轉部門超過我能力所及,所幸儘管長官們要求高,但也會給予時間和協助,讓我有改正錯誤的機會,這是一個寶貴的學習過程。」

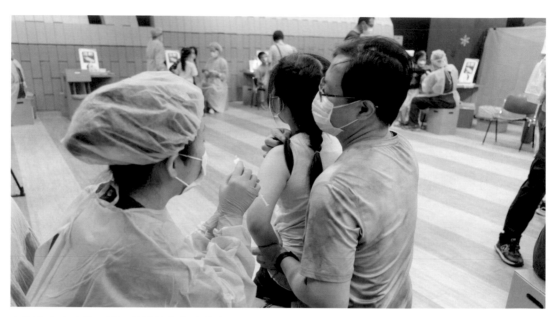

▲配合中央政策，設置科博館兒童疫苗大型接種站，中榮醫護團隊全力支援疫苗施打。

醫護高度警覺，揪出新冠急診病人

所謂養兵千日，用在一時。

2020 年 1 月 20 日，政府為因應海外新冠疫情，成立中央流行疫情指揮中心，調度全臺醫療與防疫資源。很多人可能不知道，如果不是中榮醫護人員高度警覺，及時處理，疫情恐早已在中臺灣蔓延開來。

2020 年 1 月 23 日小年夜，許惠恒召開第一次「2020 新型冠狀病毒防疫會議」，依照原訂的醫院緊急事件指揮體系架構，成立防疫應變指揮中心。

當天會議後，晚上，中榮急診室來了兩位六、七十歲感冒發燒的女病人，據稱來自大陸武漢，醫師第一時間判斷需

要住院隔離，但這兩位病人拿了藥就急著想離開。急診室的醫護人員在當時嗅出異狀，立即往上通報，許惠恒第一時間收到訊息，請同仁審慎處理。

這兩位疑似得新冠的病人不肯住院，在急診室大吵大鬧，最後請轄區分局警察協助，硬是把她們扣留在負壓病房，經過檢查確認是新冠病毒患者，住院兩、三個月後才康復出院。

回憶這段過往，他說，當時第一線同仁警覺性高，機警處置，才有機會攔阻，萬一當晚讓患者離開，恐隨著患者四處趴趴走傳播病毒，形成防疫破口。

很快地，許惠恒成立「2020 中榮新型冠狀病毒防疫群團隊」的 LINE 群組，讓負責的各科室主管與同仁們能橫向溝

通，還可透過雲端日誌上傳執行進度，隨時用手機掌握即時狀況。

「當時照顧這兩位病人，除了醫療，更需安撫她們的情緒問題，否則疫情可能擴及整個中臺灣，這件事凸顯中榮在機器、物資、病房及人力準備扎根很深，」重症醫學部主任詹明澄說。

之後在疫情高峰期間，中榮在院長陳適安指揮下，只花了三天就完成原需兩週才能完成的負壓加護病房與專責病房的改裝工作，提供 20 床負壓加護病房與 99 床專責病房的醫療照護。

自 2021 年起承擔「北病南送」急重症個案的醫療工作，中榮前後收治十多名從北部醫院轉送來的新冠急重症插管病人，在團隊悉心照顧下全都存活下來，「我們做到重症零死亡率，」詹明澄坦言，這背後除了團隊合作，還包括院長陳適安的積極重視。

陳適安每天除了親自主持防疫會議，更於晨會中緊盯每名重症病人的各項數值，參與病例檢討，包括如何治療、是否有併發症等。

有些醫院可能不太願意把重症病人頻繁移送至容易與一般病人接觸到的檢驗區檢查，因為為了降低感染風險，需搭配許多繁瑣的工作，如設計動線、清潔消毒等，但陳適安認為，「該怎麼做就怎麼做」，只要病況有變化就積極處置，即使是很細小的環節也謹慎以對。

「重症病人在十樓，要移往地下一樓進行核磁共振等檢查，過程時間頗長，需要做全套的動線規劃及管制；如果重症病人需要會診，該照會的各科醫師也隨時待命，一一把關所有的細節，」詹明澄補充。

因應疫情，陳適安在 2021 年上任後，立刻著手改善急診室動線，經過重新規

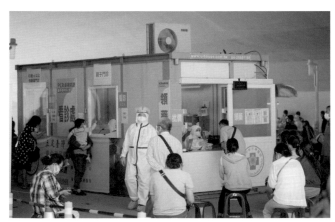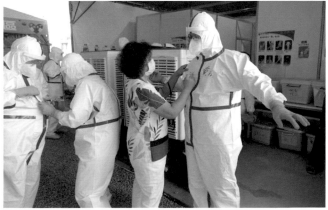

▲ 2022 年，中榮承接臺中市政府「大型 PCR 給藥得來速」任務，在中央公園開設大型 PCR 篩檢站，每日篩檢量能超過千人。

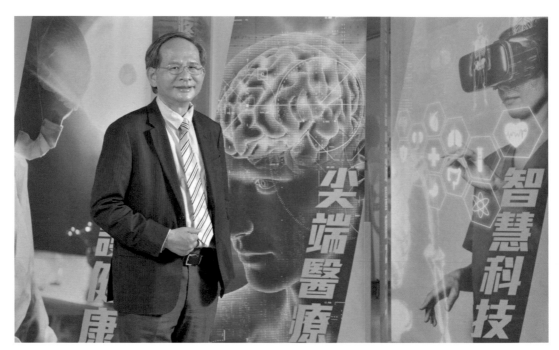

▲ 2021 年，陳適安接任中榮第十任院長，對外配合政府政策，因應新冠疫情；對內魄力出手，為全體員工調薪、提升福利。

劃調整，急診室內可操作的空間增加了兩倍，讓同仁不需在醫院外搭帳篷辛苦救治病人，而可在適溫的環境下工作。

開設大型 PCR 給藥得來速

中榮除了支援北病南送、增設負壓隔離病房、以創新的走動式進行大型疫苗接種，2022 年更承接臺中市政府「大型 PCR 給藥得來速」任務，在中央公園開設大型 PCR 篩檢站，每日篩檢量能超過千人，讓早已因醫療量能緊繃的中榮醫護團隊人仰馬翻。

2022 年 5 月 19 日，陳適安親自在中央公園領軍調度，除了日篩千人，還針對呼吸道症狀或快篩陽性的民眾，提供採檢、看診、領抗病毒藥物的一條龍服務。在中央公園現場篩檢民眾的 PCR 檢體，以防疫車輛迅速送回中榮檢測，如果是陽性，民眾就會收到通知簡訊。

在得知需要接下這個大型篩檢任務時，醫護團隊的內心難免不解，因為疫情日漸緊繃，院內早已負荷過重，人力吃緊，為何還要支援大型快篩呢？

「我天天去現場看，二十多個醫護同仁身穿兔寶寶重裝備，在烈日下工作一個上午，非常辛苦，」陳適安感觸極深，「現場有很多感冒、發燒的老弱

婦孺，他們需要藥物也需要協助，這些被其他醫院拒收的人，知道中榮在中央公園設篩檢站，一早就來排隊，九點不到，五百個號碼牌全被領光，人潮綿延數百公尺。」

再苦也要撐下去

護理部主任張美玉直言，一開始不太能理解院長的決定，直到抵達現場才明白院長的用心；甚至，護理部各層級主管紛紛主動報名，以身作則，守護民眾健康。

她表示，中榮院內原本就有近一百位確診病人需要照顧，專責病房一間間開啟，人力已相當吃緊，還要一天篩檢一千人，等於每天要出動十名護理人員，就連護理主任、護理長、督導長甚至是她自己都得排班，到篩檢站現場，穿兔寶寶裝、戴 N95 口罩、護目鏡，大熱天連續服務四小時，自己也擔心同仁們身體能否負荷。

「陳適安院長每天都到現場為我們打氣，也因為他看到許多弱勢家庭，老太太帶著老先生及孫子來排隊，他們出現感冒症狀被其他醫院拒絕看診，不給藥物、不給處置，直接要他們居家隔離，」張美玉以感性的口吻說，「弱勢民眾若手頭拮据，根本沒能力去防疫旅館，求助無門，當他們來求助，我們給抗病毒藥物、給關懷，院長說，我們的社會責任就是如此，再苦也要撐下去。」

這段期間，除了醫護辛苦付出，檢驗科的工作量更是滿到極限。

中央公園大型篩檢站的檢體送回中榮後，為了能夠早點讓民眾收到檢驗結果（當時中央疫情指揮中心的政策是，PCR 陽性才算確診），「所有檢驗機器火力全開，人力排班到晚上十點，這樣就可將當天近千份的檢體全數驗完，但也往往因為檢體量太多，同仁們加班到十點多還沒完成，有責任感的他們，自動留下繼續處理到凌晨兩、三點

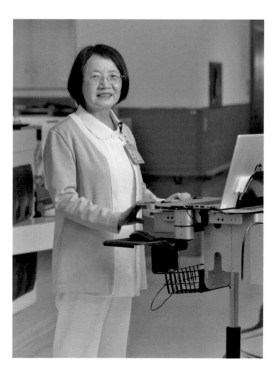

▲護理部主任張美玉效法院長陳適安，爭取護理師的薪資福利、增加護理長名額，獲得陳適安全力支持。

才回家，因為我們能體會病人等待的心情，」一般檢驗科主任王俊民流露出滿滿不捨。

檢驗人力吃緊，除了中央公園，還有院內急診、防疫門診及住院病人都需做PCR，內外夾擊，幾乎要爆肝了。陳適安知道檢驗科同仁的壓力，除了同意王俊民徵調院外醫檢師支援，自己更親自北上，前往中央疫情指揮中心，請求協助20部能快速檢驗PCR的儀器；幸好幾日後，指揮中心宣布「快篩陽性等同確診」，不需再做PCR確認，檢驗科同仁總算能喘一口氣。

門診時間提前半小時

以「病人為中心」的堅持，彷彿成了中榮體內的DNA，讓各項細微卻重要的改革，不斷在進行。

過往，中榮的門診於早上九點開始，陳適安上任後將門診時間調整為八點半，看似只提早了半小時，卻帶給員工頗多衝擊，例如許多醫師幾十年來都習慣八點先開病例討論會或查房，忙到九點再開始看門診。

「這與同仁的日常工作模式有些不同，但同仁需要做改變，」陳適安分析，其他醫學中心幾乎都是早上八點半開始看門診，若九點看診，結束門診時間往往已十二點半甚至下午一點，不僅

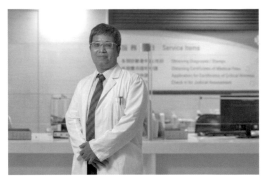

▲為了將門診提前半小時，醫務企管部主任蔡鴻文跨科部協調，修改相關配套作業。

影響下午的門診，也容易耽誤到醫護或醫檢等同仁的午間用餐休息。

醫務企管部主任蔡鴻文指出，站在病人端，門診提早半小時的確是好事一椿，但對許多醫護同仁而言，習慣多年的作息突然被打亂，難免感到困擾。

為此，他先去各部科蒐集民意，提早半小時會遭遇什麼困難，「趁此機會了解許多狀況，改善相關配套及流程，例如醫師提早看診，如果開出檢驗單，負責檢驗檢查的人員是否準備好了？負責批價收費的同仁也就定位了嗎？是否需要增加人力呢？」

蔡鴻文帶領醫企部團隊進行跨部門協調，同時也整理出改善流程需增加的人力、成本等，協助解決各部科可能遭遇的困難，歷經三、四個月溝通後，中榮上午門診時間順利從早上八點半開始。

過去，中榮有些科別的收診時間會到半夜凌晨，陳適安上任後也積極改善。

他認為，管控好收診時間，病人不需勞心在深夜裡候診，醫護安全也有保障，是雙贏的做法，中榮的收診時間也已調整為晚上十點半。

優化空間環境

陳適安上任後，魄力出手，推動了多項院區環境改造。

他將已經有四十年歷史、怎麼擦都擦不亮的變質玻璃整面更新，讓原本昏暗的長廊，在有了大片陽光照射灑入後，空間變得通透、明亮。

從長廊向外看，植物的綠意與鮮花的燦爛立即映入眼簾；漫步在院內，還能欣賞一幅幅臺灣藝術家的作品；更打造出一個安適角落，設有免費咖啡服務，讓醫護人員在忙碌之餘，能在此暫時歇息片刻。顯然，陳適安從上任後就默默打造一所讓員工、病人、家屬都有感的「幸福的醫院」。

「空間就是一個概念，每棟大樓都有

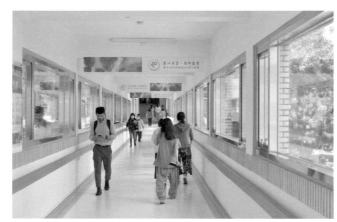
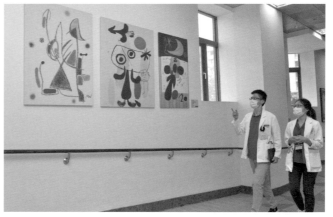
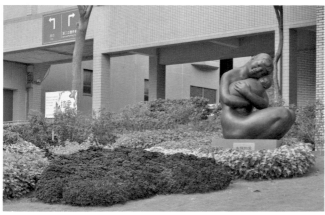
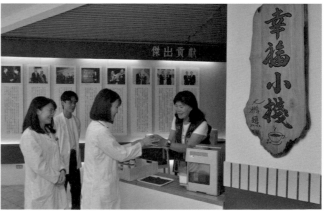

▲陳適安推動多項院區環境改造，要將中榮打造成讓員工、病人、家屬都有感的「幸福的醫院」。

其時空背景，我跟同仁說，要有除舊布新的概念；臺中跟臺北不一樣，臺中得天獨厚，中榮有寬敞的空地，例如第一、第二醫療大樓與教學、研究大樓中間，就可進行庭院造景。」

陳適安認為，同仁一大早進醫院上班，離開醫院已天黑，如果能在此進行環境改造，有助於同仁身心愉悅。

復健科技術主任陳彥文就非常喜歡，「平常我總是加緊腳步穿梭醫院各處，但通過長廊或展覽區域時，我會放慢步伐欣賞甚至拍照留念，讓工作緊繃的心情暫時獲得舒緩。」

全面調整績效與獎勵金

一般檢驗科主任王俊民也十分有感，「陳院長進行環境改造，希望員工在工作時可得到身心靈的享受，讓我們很驚

訝；他也很重視員工福利，上任沒多久就全面調整績效及其他獎勵金，讓同仁工作動力增強，過去有獎勵金『天花板』，現在陳院長把『天花板』提高，只要做得多就能領得多。」

的確，陳適安 2021 年上任的第一件事，就是將每個月的獎金全額發給同仁，不預留健保申報點值的差額，「因為健保申報點值差額不是員工的問題，員工的付出需要被尊重。」

幫員工調薪，同仁們聽聞時既驚又喜，更多是「怎麼可能」的疑問，因為近年來醫院經營辛苦，哪來多餘的經費調薪？

陳院長胸有成竹，他上任前就深入研究中榮薪資及獎勵金的結構，找到可著力之處，不到半年就完成薪資改革。

護理部主任張美玉表示，陳院長對一級主管要求嚴謹，但對所有員工非常關

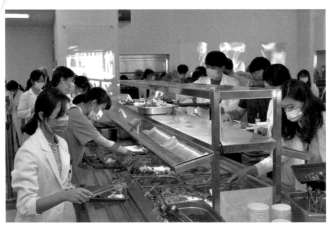
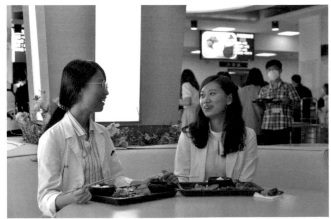

▲ 2022 年農曆春節假期結束，中榮開工的第一天，選擇多元與兼備營養的員工自助餐廳正式啟用。

愛，很願意協助員工解決問題，而她也效法陳適安，「院長提升醫師的薪資福利，我則跟他爭取護理師的薪資福利、夜班費，以及契約人員的獎勵金也再提升，這對醫院來說是增加成本，但院長全部支持，更增加護理長的名額，只要我們願意做，需要的人、物等資源，院長會幫我們張羅。」

除了調整薪資暨獎勵金等，陳適安更全面提升員工福利，像是改善運動中心空調、網球場、籃球場、游泳池修繕開放使用，以及改善餐廳。

之前有許多員工反映，員工餐食有進步的空間，2021 年下半年，陳適安即商請營養師展開改善計畫，2022 年農曆春節假期結束，開工第一天，選擇多元與兼備營養的員工自助餐廳就正式啟用。

引入外部資源，擴大產學合作

從北榮來到中榮，陳適安經常說，「我是要來解決問題的，幫病人解決問題，也幫員工解決問題。」如同他帶領的心律不整團隊，始終不斷領先創新，而能享譽國際，他用同樣的方式經營醫院，每一年，他總是讓同仁明確知道該年的醫院目標，不讓大家徬徨。

他也不是只喊喊口號，一開始，陳適安事必躬親，自己帶著做，等同仁熟稔後他就放手，讓同仁恣意發揮，他在旁邊看著且很願意給資源。

好比，他積極引入外部資源，參與各種醫學、產學合作，「愈來愈多生技產業、IT 公司看到中榮正逐漸改變中，紛紛主動來找我們合作，」陳適安表示。

在陳適安心中，他早已將智慧醫療、精準醫療、尖端醫療與再生醫療設定為中榮的發展主軸。

他指出，在歷任院長與幾任資訊室主管的帶領下，中榮擁有全臺灣最強大的醫院資訊系統，「這是中榮的無價之寶，是實現未來醫療最好的基礎，在智慧醫療上我們是領頭羊，要為臺灣打造智慧醫療護國神山持續努力。」

為鼓勵同仁做研究，2021 年，中榮院內同仁申請各項研究計畫，經人體研究倫理委員會同意的案子就提升 30％～ 50％；研究教學部每兩週也會邀請大師級教授，不分科別臨床或基礎研究演講，營造更多研究氛圍。

2021 年 10 月 31 日，中榮舉辦歷年來最盛大的國際學術研討會，同時段開了三十多場國際會議，讓其他醫學中心訝異連連。

「去年只有四個醫療部科沒有舉辦國際會議，我相信今年同仁們可以做得更好，」陳適安強調，多跟國際交流，除了在專業上會很有收穫，也能得到學術上應有的尊重，「聽到別人稱讚中榮的主治醫師、教授、副教授這麼厲害，同

仁自己也會感覺有價值、有認同感，這
是之前他們得不到的，但不是不能，只
是要幫忙把路打開。」

把路打開，還包括更長遠的人才培
育，陳適安四處找資源，提供給想出國
進修的同仁實質補助，「院長幫醫院爭
取很多獎助金，例如櫻花醫學人才培育
獎助金，讓年輕的主治醫師能有機會出
國進修，這對人才培育很重要，」口腔
醫學部主任劉正芬說，早期，醫院有較
多資源讓年輕醫師出國進修，後來逐
漸變少，直到近年在陳適安的積極鼓勵
下，相關補助資源又多了起來。

除了進修深造，陳適安深知許多願意
捨棄外面高薪，而留在公立醫學中心的
同仁，也希望能拿到教職、順利升等。

有同仁跟他反映，自己在中部某私
立大學教書五年，第六年準備要升等，
學校卻突然不再續聘，「這對同仁衝擊
太大，如果到陽明交通大學申請教職得

舟車勞頓，所以我想幫同仁解決這個問
題，如果有一所可以合作的醫學院，對
同仁的學術職涯發展會有很大助益。」

與興大合作，培育研究教學人才

也因此，當中興大學校長薛富盛要申
請成立學士後醫學系，邀請中榮成為教
學醫院時，「我一口答應，」陳適安表
示，這是為中榮打開一條生路。2021 年
5 月，完成雙邊協議，比照北榮與陽明
交通大學的合作模式。

「中榮今年成立四十週年，過去同仁
們最遺憾的是，沒有密切合作的醫學院
醫學系，北榮與陽明交通大學密切合
作，而中部很多優秀的主治醫師在學術
研究上常是單打獨鬥。這次興大成立後
醫系，除了是興大百年校史上的大事，
也圓了中榮四十年來的夢。能與興大一
起成就這件事，非常有意義，未來希望
能發揮一加一大於二的成果，在臨床與
教學上，與興大各學院攜手並進，一起
促進大臺中醫療科技的進步，」這是陳
適安在媒體發表會的發想感言。

像是卸下心頭的重擔般，他難得放鬆
微笑說：「中榮將增加一百多位主治醫
師，日後可以不必太擔心了。」

重症醫學部主任詹明澄認為，與中興
大學合作，對中榮來說是很大的轉機，
「研究教學人才培育會更完整，以前缺

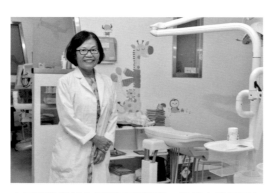

▲口腔醫學部主任劉正芬觀察，陳適安院長到任
後補助資源增多，著力醫院人才培育。

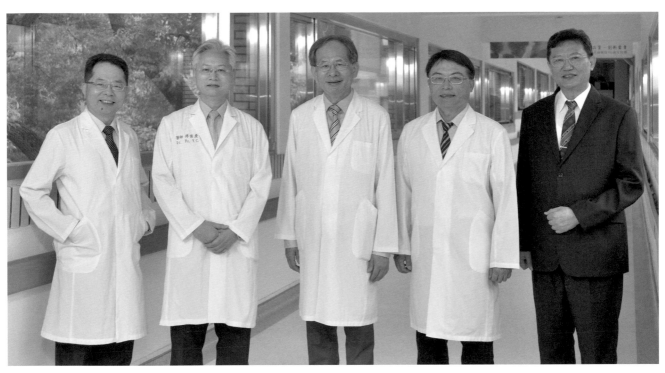

▲邁入四十年，對中榮而言是個嶄新的起點，在管理階層（左起：副院長吳杰亮、副院長傅雲慶、院長陳適安、副院長李政鴻、主任秘書姚鈺）帶領下，往全方位國際級醫學中心前進。

少醫學院，現在連結已經啟動，將來中榮會發展得更好。」

中榮日後的發展還會更全面化，陳適安不只著眼於跟興大後醫系的合作，「我要跟興大的十大學院合作，在雙邊協議會議中已媒合了 34 個題目，包括文學院、藝術中心、管理學院等。」

他舉例，一級主管建議幫中階主管進修管理課程，他與薛富盛商議，促成興大商學院教授開了一系列課程，除了主管進修也包括員工教育，或邀請藝術中心的老師做各種藝文策展等，「文學、藝術、音樂、建築等，我想從各個層面加強醫學人文素養，往全人醫學邁進。」

陳適安表示，疫情期間，中榮除了全力守護民眾健康，致力國際化與提升學術的腳步仍不停歇，在 2022 年已有超過一百位醫師受邀至國際醫學年會發表論文；同年 9 月獲選美國《新聞週刊》（Newsweek）與全球重要數據資料庫 Statista 評比選出全球 300 家最佳智慧醫院，是臺灣唯一入榜的醫院。

回顧過去、展望未來，中榮四十歲了，此刻是個嶄新的起點，在陳適安帶領下，中榮將加速前進，成為全方位國際級醫學中心，指日可待。

創新

臺中榮總掌握全球醫療趨勢，
推動智慧醫療、尖端醫療、再生醫療、精準醫療、國際醫療，
期盼提供更好的醫療服務，
守護每個珍貴的生命，
創造更多的希望。

深化智慧醫療
打造以人為本的智慧醫院

臺中榮總運用領先的資通訊科技，
精進醫療流程、優化醫療服務，
為有望是下一個護國神山的智慧醫療努力。

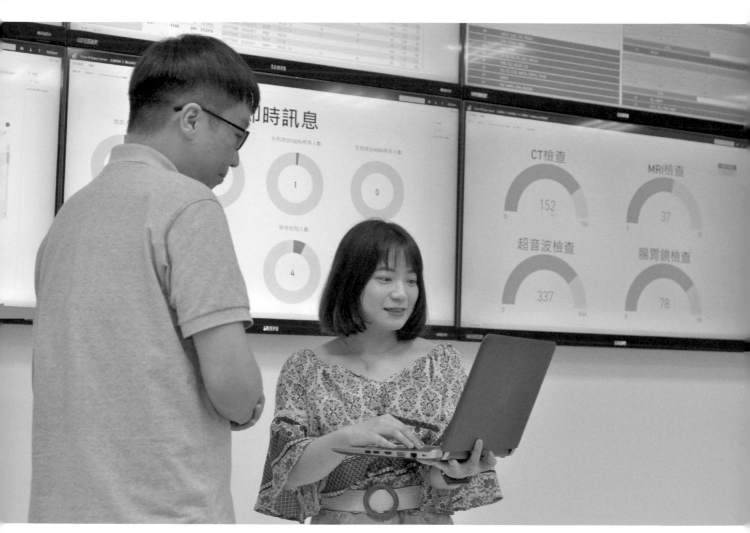

▲中榮將醫療結合科技且持續研究創新，將邁向世界知名智慧醫院之列。（圖為中榮營運管理中心）

世界衛生組織（WHO）對智慧醫療的前身「數位健康」（eHealth）給予的定義是：資通訊科技在醫療及健康領域的應用，之後又於 2020 年提出 Digital Health，希望透過資通訊科技加速全球實現人類健康福祉。

中榮在歷任院長的支持下，持續智慧醫療的研究創新和應用，優化醫療服務，以「全人智慧，醫療典範」為願景，將醫療結合科技，期許中榮邁向世界知名智慧醫院之列。

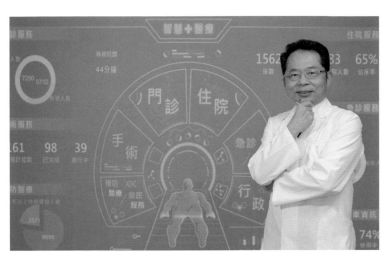

▲副院長吳杰亮指出，中榮堅守以病人為中心的核心價值，全力發展智慧醫療。

六大里程碑

從人工作業到電腦作業，中榮是全國第一家實施電子病歷資訊系統的醫院，全臺灣第一家兩度榮獲醫策會國家醫療品質獎智慧醫院（Smart Hospital）全機構標章的醫院。

創院四十年適時導入創新科技，應用於醫療有六大重要階段成果，支撐中榮邁向智慧化的信念是「智慧醫療與時俱進」，副院長吳杰亮指出，「儘管時間和環境改變，我們堅守以病人為中心的智慧醫療的核心價值，這是一條沒有終點的道路，中榮會全力以赴。」

1980 年代，發展病歷資訊化

智慧醫療的濫觴，從最早期的傳統手寫病歷進入文件編輯軟體 PE2，以邁向病歷資訊化為起點。80 年代，個人電腦剛普及，大多醫院使用大型主機，當時沒有滑鼠只有光筆和鍵盤，醫師以光筆在螢幕上進行點選。

成立於 1982 年的中榮，1988 年改制升格為臺中榮民總醫院，隔年首創整體性門診作業系統，迅速從人工作業跨入資訊化作業，是國內第一代智慧醫院，資訊室為幕後關鍵推手。

1990 年代，邁向無片化作業系統

病歷文件編輯資訊化之後，影像也是病歷的一部分，中榮率先導入 PACS 影像作業系統，這是 90 年代的發展重心。1991 年首創整體性急診作業系統；1992 年急診電腦斷層影像儲傳系統上

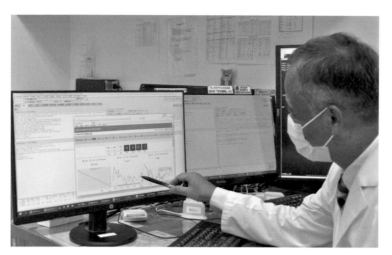

▲為將文件資訊化，中榮持續推動改革，朝「無紙化」與「結構式病歷」方向發展。

線，從此進入「無片化時代」，更是全國創舉。1992 年及 1993 年分別以醫院資訊系統、影像儲傳系統獲得「全國傑出資訊應用獎」。

過去，醫師想看患者的 X 光片，必須填單向 X 光室調片，看完後請人送回，再由 X 光室重新歸檔；當 PACS 系統建置完成後，醫師取得權限即可連結資料庫，直接下載看片，快速且即時。

2000 年代，
發展無紙化與結構式病歷

跨越千禧年的障礙後，中榮智慧化的速度突飛猛進，2000 年開始發展無紙化病歷，到 2010 年已臻完善，持續推動改革朝「無紙化」與「結構式病歷」方向發展。

資訊工程師與醫護人員研擬出結構式病歷的架構，將記錄流程簡化，把需輸入的欄位做格式設計，醫師鍵入欄位必要的資料，藥物處方和檢驗檢查醫囑開立，則運用清單勾選等方式執行。這段發展過程雖然有些漫長，卻大幅縮短病歷作業時間，讓醫師能有更多時間專注看診。

此階段的成果豐碩，首創有 2001 年配合衛生署計畫的電子轉診系統、2003 年的病歷交換索引系統、2009 年合法實施電子病歷、2010 年居家遠距照護系統和遠距醫療會診系統等。獲獎榮耀有：2000 年麻醉部以床對床（bed-bed）系統遠端監測特定病人，提升麻醉品質並榮獲醫策會國家醫療品質獎；2003 年影像儲傳系統醫療影像無片化服務品質，獲行政院經濟建設委員會銀斧獎。其中，2009 年實施護理紀錄電子病歷作業是病歷史上的重要突破。

2010 年代，
儀器聯網和健保雲端資料分析應用

醫療儀器扮演著監測病人生理狀況的角色，例如血壓計、呼吸器、血液透析器、血糖機、麻醉機等，中榮將即時監測的數據透過「醫療儀器連線系統」拋轉進資料庫，將手工抄寫的資料變成資訊自動化產出的紀錄報表，即物聯網

的運用。

有別於以前的無紙化，資料仍需靠人工鍵入，現在資料由機器產生並自動置入，數量完整且綿密，經後台轉化呈現在儀表板或產出病歷單張。這一連串的發展，中榮始終跑在醫界前頭。

「早年華碩有台可連網的小筆電 Eee PC，我們將它設在病床旁，最早串聯成功的儀器是呼吸器，」吳杰亮娓娓道來。

這些經驗衍生出兩個關鍵。

第一項關鍵：規定所有採購的儀器設備需經資訊室審核評估，廠商提供的連網規格必須配合中榮的資訊政策，未來全院不會有任何儀器淪為孤兒。

第二項關鍵：長期累積大量資料形成數據庫，中榮決定展開「資料探勘」，分析歸納重要訊息以幫助未來重大決策。由於資料時序和臨床作業系統結合，可供分析與改善流程，進而帶動下一階段的發展。

中榮也不斷精進，2012 年建置門診看診進度語音查詢系統、2013 年啟動呼吸器自動化記錄系統、2014 年以高齡者為導向的門診就診查詢系統，累積數年能量後，2015 年榮獲醫策會第 16 屆智慧醫院全機構獎，中榮是唯一的公立醫學中心。

2013 年至 2016 年應政府要求，醫院病歷與健保雲端資訊整合，包括用藥、牙位、檢驗等，凡是法規容許即應連

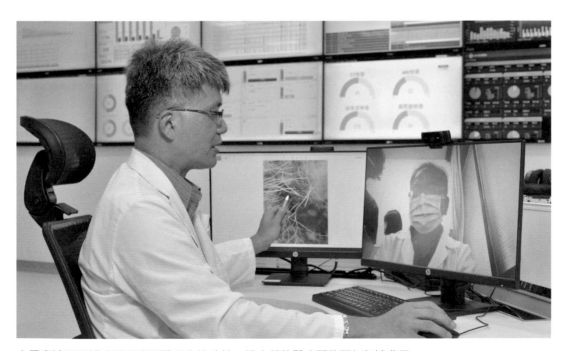

▲居家遠距照護系統和遠距醫療會診系統，讓中榮的醫療服務更加無遠弗屆。

線，擁有豐富智慧化經驗的中榮不僅迅速達標，2015 年參與衛生福利部中央健康保險署「健保雲端藥歷系統應用創意比賽」更拿下全國第一。

2015 年起，
結合精實與智慧優化流程

早在 2013 年，中榮高階主管赴豐田汽車參觀，決定以不同角度審視中榮，在院內推動精實管理。

吳杰亮指出，「精實管理不是工業的專利，我們將『精實』與『智慧』結合，為中榮傾注新力量，進行流程再造，產出亮眼的成績。」例如開刀手術程序複雜，從開單、訪視、衛教、進開刀房、順序安排、麻醉、下刀、進恢復室到回病房，皆有詳盡紀錄，手術品質管理系統能算出各步驟的等候時間與確切的執行時間，醫護團隊依據這份資料便能檢討、優化既有流程，制訂更高效率的開刀房作業流程。

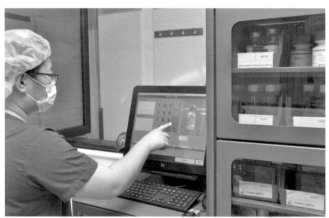
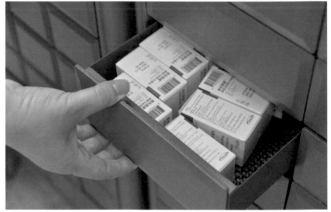
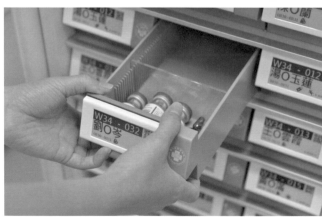
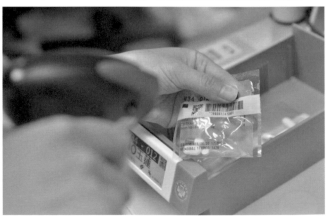

▲中榮是全國第一家實施「藥包條碼及試管條碼」雙重安全檢核的醫院，發展智慧藥櫃，免除拿錯的風險。

以用藥安全為例，2010 年中榮是全國第一家實施「藥包條碼及試管條碼」雙重安全檢核的醫院。

發展智慧藥櫃，將冗長的傳送流程簡化，醫囑開藥只需在 iPad 點選，經藥師確認，病房護理師可直接到智慧藥櫃取藥，且唯有特定藥品的儲存格會開啟，免除拿錯的風險。2017 年以智慧化病人用藥整合決策支援資訊平台，榮獲 SNQ 國家品質標章，2020 年再以電子紙標籤藥盒榮獲國家新創獎。

2015 年至 2018 年結合精實管理與流程再造，醫療作業再精進。2016 年起，所有病歷、檢驗報告、醫療儀器資料全面資訊化，並運用儀器生命週期建置醫療儀器管理，同年以「從心出發　創新 3C 全人全程健康照護」主題，拿下第 8 屆政府服務品質獎。

2018 年，大數據 e 化手術流程。2019 年，門急住全程照護 App、NEWS 全院早期警示系統、全院血糖管理系統等成功上線，為中榮厚植智慧能量，同年再度榮獲國家醫療品質獎第 20 屆智慧醫院全機構獎。

2020 年起，強化數據應用

電腦運算量能提升，開啟人工智慧機器學習的時代。當被詢問 AI 會不會取代醫師時，吳杰亮斬釘截鐵地說：「AI

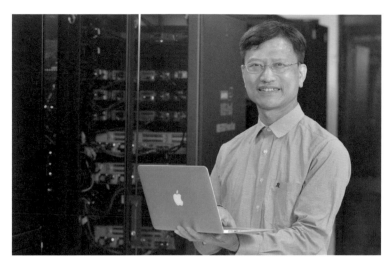

▲資訊室主任賴來勳表示，中榮有強大的資訊團隊為醫療系統的運作而努力，資訊室接下來的重心將是強化數據應用。

無法取代真人的溫度，但機器能提供輔助，讓醫療變得更有效率，避免醫護過勞，把時間花在更有價值的事。」

中榮有強大的資訊室團隊，逾七十位資訊菁英為中榮醫療系統的運作而努力。資訊室主任賴來勳表示，從無紙化到醫療儀器聯網，再到優化既有工作流程，資訊室接下來的重心是強化數據的應用。

中榮掌握醫療產業與人工智慧、機器學習結合的重要性，2018 年至 2019 年，將十幾位部主任級的醫師與護理督導長，派送到台灣人工智慧學校進修，培育中榮 AI 智慧醫療的種子。2019 年、2020 年與經濟部工業局、東海大學合作開設臺中榮總智慧醫療專班，短短兩年有 116 位中榮的醫療、護理、醫事、行

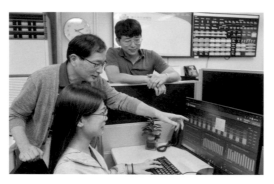
▲中榮資訊室有大量的優秀資訊工程師，院內多數系統架構皆為自行設計。

政與資訊同仁接受培訓。

這些作為培育部科室 AI 種子人才，更塑造中榮智慧醫療文化，讓前院長許惠恒任內建立的「一部一科一室一 AI」策略發展計畫成功執行。

為將人工智慧技術應用於重症醫療，提升重症照護的品質與效率，中榮與東海大學、研華科技跨領域合作，集合醫療專業、資訊科技、中介平台、硬體研發等能力，發展「AI+HI 智慧重症照護診療系統」，完成建置 2015 年至 2020 年「重症照護資料庫」。

此資料庫集合 23 項臨床數值及醫學影像資料，建立 339 個特徵，蒐羅 6,610 萬筆資料，成功發展「臨床主題預測警示模型」，能對急性腎臟損傷、急性呼吸窘迫症、敗血症、臨床疾病惡化、疼痛譫妄等重症的發生風險，做出人工智慧預測與預警，輔助臨床醫師及時介入醫療處置。

如今，中榮、研華科技與其他四家醫學中心透過「跨院聯邦學習」，將所有臨床特徵資料以去辨識技術整理（確保病人隱私）後進入平台共享，驗證、強化中榮重症照護 AI 預測模組，並介接落地於臨床醫師醫囑開立系統，啟動「AI 臨床輔助系統互動平台」，當患者住進加護病房，透過重症 AI 推論，可提醒醫護人員提供最適切的重症照護。

臺灣下一座護國神山

院長陳適安是智慧醫療的開拓先鋒，擔任北榮智慧醫療委員會執行長時，曾啟動臺北榮總大數據中心，並導入臨床 AI 判讀系統。

2021 年接掌中榮院長後，以前院長許惠恒任內建立扎根的「一部一科一室一 AI」策略發展為基礎，對內深耕部科室智慧醫療專案推動，對外積極拓展與學界、科技產業界及政府部門的連結，持續尋覓數位醫療的創新，結合科技產業量能，全力發展智慧醫療。

全球不斷面對新興傳染病毒的挑戰，人類的健康促進和疾病處置治療的需求必得不斷創新與應變，醫療與資通訊科技結合的智慧醫療，在現今時代更顯重要，也是國家施政的重點，必須掌握國際發展的趨勢和合作的契機。

中榮不畏新冠疫情，於 2021 年 9 月

舉辦「臺灣智慧醫療高峰會」，邀請產官學界 90 名講者與會演講，並發表中榮 30 個智慧醫療專案成果。

更在 2022 年 8 月舉辦「國際智慧醫療高峰會」，邀請美、日學者與會發表專題，掌握最新國際智慧醫療發展的脈動與尖端技術。同時邀請 150 位重量級產學研界專家學者（包括政府推動智慧醫療部門、國內醫界、學界、科技界的領導人），以主題論壇、專題報告、論文壁報展示等方式交流，探討人工智慧醫療研究、資通訊科技醫療應用、遠距醫療發展、數據雲端等議題，展開全方位的對話。

智慧科技導入醫院管理是大勢所趨，導入智慧化醫療 AI 能輔助醫療照護事半功倍，希望透過 AI 與科技的結合，建立未來的醫療，期盼智慧醫療發展成為臺灣下一座護國神山。

培育人才與發展專利

陳適安院長與 15 位一級部門主管共同成立智慧醫療委員會，親任召集人，並由吳杰亮副院長擔任智慧醫療委員會秘書處執行長，組成智慧醫療數位創新團隊，操盤推動中榮智慧醫療。

智慧醫療委員會為密集管考全院智慧醫療專案進度，七組組長每三週定期開會、每兩個月確認進度、每三個月委員會召開會議，擔任幕僚的秘書處團隊成員更是每週會議討論。

在委員會資源挹注與積極輔導協助下，中榮 2021 年啟動 68 個 AI 專案，2022 年更增加為 96 個專案，囊括醫療影像（放射、病理、顯微、內視等）、醫療訊號（ECG、EEG、聲音等）、生理與結構化臨床數據、AR-VR-XR 教學與衛教應用、基因分析、基礎研究、疾病世代、APP-IoT-5G 遠距應用醫療服務、機器人、儀表板、病歷、NLP、行政管理等領域，前三大類專案是醫療影像 39 項、生理或結構化臨床數據 22 項、醫療訊號 14 項。

若以歸屬分類，醫學研究部的院內、院校 AI 計畫各 37 件與 32 件、中榮／陽明交大智慧醫療合作計畫 16 件、人工智慧大數據院內計畫 11 件。

要推動落實這麼多專案，跨領域人才是必須的，外圍合作對象包括場域專家和資料科學專家，主要來自學校或科技廠；中榮內部人員則包括資通訊技術專家、醫療人員、醫院資訊處理人員、傳統資訊工程人員等。

中榮資訊室有大量的優秀資訊工程師，多數系統架構為自行設計，一級主管接受台灣人工智慧學校經理人班或技術班培訓、醫護與醫管人員接受人工智慧醫療專班培訓，了解人工智慧演算技術的專業術語，均有能力與資訊工程師

對話，人工智慧人才培育的廣度與深度，需要及早布局規劃與執行。

所有智慧醫療專案來自各部科室臨床需求，期待創意能發展為產品，也能回歸工作面做出貢獻；中榮智慧醫療委員會與醫學研究部協助成熟的 AI 專案，朝專利布局與商品化努力，成果不局限於中榮和臺灣，也積極爭取國際曝光，希望打入國際市場，成為臺灣之光。

與全國院校啟動產官學合作

中榮是醫學中心，更是醫學教育重鎮，與全國院校合作密切，例如與陽明交通大學簽署合作備忘錄，共同研究人工智慧醫療之應用；與中興大學結盟，為學士後醫學系培育人才；和東海大學、逢甲大學、靜宜大學有院校合作研究計畫，推動工業工程、醫務管理和流程再造；埔里分院與暨南大學簽訂產學合作協議，共同推動健康照護產業。

當中榮各科室提出主題專案，產官學齒輪也開始連動，2021 年以來，已為智慧醫療挹注 2 億元以上經費。

讓智慧醫療可想像與落實

近幾年，絕大多數的智慧醫療 AI 開發，是以單一醫學中心研擬執行主題，鮮少有多家醫學中心一起合作。臺灣有優秀的醫療及研究實力，若能多家醫學中心一起整合數據、互相驗證、優化 AI 軟體，將有機會推廣智慧醫療 AI 產品到全世界。

科技部（2022 年 7 月 27 日改制為國家科學及技術委員會，簡稱國科會）透過專案的補助，希望能夠加速推動臺灣發展智慧醫療，並兼顧五大元素：數據基盤建置、智慧醫材開發、臨床場域驗證、法規認證、產業聚落發展。

在這些作為當中，國科會採用創新的做法，成立「台灣智慧醫療聯盟」（Taiwan Smart Healthcare Alliance, TSHA），目標是將多家醫學中心組成合作隊伍，建立多中心聯邦學習模式，以多中心國家隊伍的概念進行認證及商轉，推動人工智慧醫療應用與產業接軌，進而籌募基金達到永續經營。

中榮自 2021 年 9 月承接國科會 TSHA 計畫，陳適安擔任計畫總主持人，在第一年共有 11 家醫學中心共同合作，經過票選後擇定具有成為軟體醫材（SaMD）潛力的案例，分成五個主題計畫團隊，建立跨機構人工智慧應用落地驗證合作模式，並完成跨機構臨床驗證，同時蒐集 SaMD 申請資料與啟動申請流程。

第一年五個專案主題已經完成跨院驗證目標，目前各團隊正朝著跨院聯邦學習、論文撰寫、TFDA 認證、美國 FDA

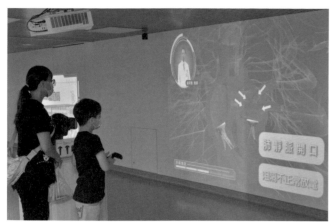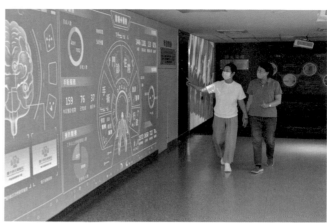

▲願景館以六大主題,吸引大小朋友關注健康資訊,且透過智能科技感受就醫經驗,理解醫界最新技術與觀念。

認證,並朝嘗試專利技轉國內外大廠等目標邁進。

2022 年 7 月中榮繼續承接第二年 TSHA 計畫,除了延續第一年五大主題團隊的任務,並將徵選新主題團隊,結合全國 19 家醫學中心 AI 研究的量能,往前邁進。

未來醫療願景,接軌次世代醫療

2021 年元月,中榮「願景館—未來 e 療部」開啟,以資通訊科技為媒介,結合智慧醫療、體驗醫療、未來醫療三大元素,運用科技藝術、多媒體互動、虛實體驗,勾勒未來的發展方向,也將智慧醫療最前端的局部樣貌,呈現給社會大眾。

願景館有榮光飛耀、智慧醫療(含特色醫療)、未來診間、高科技醫療展示、VR(虛擬實境)體驗、AR(擴增實境)體驗等六大主題,活潑生動的呈現,吸引大小朋友關注健康資訊,達到預防醫學的功效,且透過智能科技感受就醫經驗,可理解醫界的最新技術與觀念。

想像未來的中榮,在病人入住病房的短短路程中,電腦已從病歷資料與個人步態,預測患者是否為容易跌倒的高危險群,在意外尚未發生前,醫護已掌握對象,提前進行預防跌倒的衛教。

吳杰亮為中榮智慧醫療發展做出總結,「成熟的智慧醫療不是讓病人看見智能機器人在服務,而是將人工智慧轉化於無形,運用在醫療場域的各個環節,全面提升醫療品質,甚至達到預防警示的功能。人工智慧(AI)與人類智慧(HI)結合的次世代醫療,無論如何進化,永遠以人為本。」

推展尖端醫療
全面提升醫療品質

一直以來，臺中榮總不落人後地專注尖端醫療，
在外科手術、內科治療到內外科整合的發展下，
讓許多舊病能新治，造福無數病人。

中榮是中部唯一的公立醫學中心，也是教學醫院，與北榮、高榮並稱為「榮總體系三大院」。做為急、重、難、罕症救護後送醫學中心，中榮發展尖端醫療的使命責無旁貸。

在中榮服務三十載的副院長李政鴻指出，「醫學進步飛速，醫者追求新知的腳步永遠不能停歇。對中榮而言，發展尖端醫療是追求卓越的熱情，也是願意承擔更大責任的表態。」他表示，尖端醫療的發展速度是醫院成長的指標之一，隨著時代演進，追求的目標不斷刷新，如複合式手術、人工智能手術、微創手術、內視鏡醫療與介入性醫療等，經無數醫者研究與改良，在醫療領域綻放光芒，也為舊病新治帶來希望。

中榮各科有其發展重點，尖端醫療委員會成員包括醫師、護理師與行政人員，設有複合式手術組、人工智能手術組、微創手術組、內視鏡醫療組、介入性醫療組、經營管理組、尖端醫療發展組等。

研究、交流不停歇

尖端醫療委員會執行長蔡鴻文指出，「委員會每年盤點中榮的強項，分析現下需求、找出不足之處，擘劃如何保持領先、分享專業與培育人才。尖端醫療追求的不限於治療技術，而是醫療照護的全面提升。」委員會運作績效斐然，完成 5,547 個案例（47 項）、發表 20 篇論文，並舉辦多場現場手術示範視訊會議。

新冠疫情肆虐，中榮是全國第一家承接衛生福利部北病南送的醫院，並建立「新冠肺炎患者中西醫共治模式」。即使工作繁重，研究腳步也不曾停頓，2021年舉辦「線上尖端醫療研討會」系列。

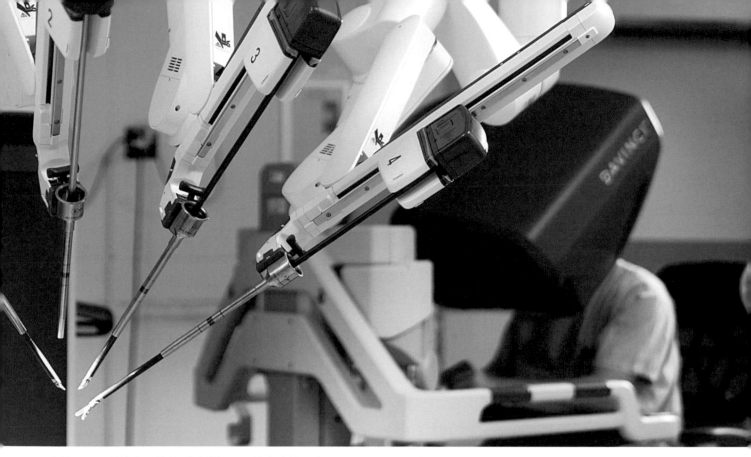

▲中榮是最早將達文西機械手臂常規運用於臨床的醫院，且在更早之前已投資設備、送人才出國培訓。

研討會主題包括「腦與脊椎尖端醫療手術的臨床與應用經驗」、「機械手臂輔助手術的臨床與應用經驗」、「心血管介入治療的臨床與應用經驗」，有國際名師杜蘭大學醫學院神經外科強尼‧德拉紹（Johnny Delashaw）教授現場直播，介紹美國腦與脊椎手術最新發展，有醫界先進擔綱示範，有各科專業醫師交流分享，最多同時 4,495 人上線參與，累計瀏覽達 58,000 人次。

外科手術不斷精進

尖端醫療日新月異，所追求者，不外乎醫學與科技的前緣，或表現特別出色之處。以外科的面向來看，從開膛剖腹的傳統手術，進入內視鏡微創手術，再進展至機械手臂的達文西手術，演進史漫長且有部分重疊。

傳統開放性手術，締造無數佳績

1982 年至 1996 年屬於傳統手術階段，泛指開胸、開腹等開放性手術。當年中榮已是首屈一指的醫院，1984 年更通過評鑑成為一級教學醫院。

以開胸為例，從前做心臟瓣膜手術、冠狀動脈繞道手術，往往得施行正中胸骨切開術，留下偌大傷口。當時，中榮每年要做 500 台以上的開心手術，數量居全國前三名，曾任心臟血管中心主任的張燕是箇中翹楚。

以開腹為例，時任一般外科主任吳誠中所做的切肝手術及腹腔淋巴節廓清術堪稱一絕，為許多肝癌病人帶來生機。

中榮外科傳統手術締造無數佳績，如1983年耳鼻喉科主任許振益引進部分喉切除術，有效控制喉癌，並盡量為病人保留喉嚨的呼吸、吞嚥、發聲功能，醫術已臻世界頂尖。

1996年，整形外科完成全臺第一例女變男之變性手術，以腓骨游離皮瓣完成陰莖製造術。

內視鏡微創手術，締造多個第一

李政鴻歸納外科手術趨勢，是從最大往最小、朝保留愈多破壞愈少而發展。傳統外科手術又發展出兩條路線，第一條是透過內視鏡做外科顯微手術，第二條是從血管做介入性內科手術。

內視鏡是從身體管道進入，可觀察體內狀況的醫療儀器，又分胃鏡、大腸鏡、膽管鏡、膀胱鏡等，其運用令外科手術跨入新時代。中榮自1996年起，各科廣為執行內視鏡微創手術，而起步時間更早，1994年胸腔外科首創以胸腔鏡手術治療狐臭，開世界之先河。

大腸直腸外科在1998年發展國內首創肛門內視鏡顯微手術，成功治療大腸癌；2001年與骨科合作進行經腹腔鏡第四、五腰椎融合手術，再創全國第一。

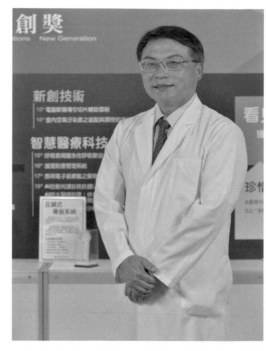

▲副院長李政鴻指出，中榮發展尖端醫療，是展現追求卓越的熱情，也是願意承擔更大責任的表態。

中榮大腸直腸外科腹腔鏡手術案例及成果，居全國之冠。

1998年，神經外科以新一代顱腦內視鏡手術成功治療腦瘤，在臺灣醫學界具有領先意義；2000年，加碼購置全國第一台3D立體定位顯微手術導航系統，提升手術的準確度與安全性。

脊柱側彎矯正是脊椎手術中最複雜、風險最高的項目之一，李政鴻以胸腔內視鏡輔助施行前位脊椎側彎矯正及融合內固定術，為全國第一個治療青少年脊椎側彎的案例，將30公分疤痕變成四個1.5公分小傷口，恢復速度更快。

最早常規運用智能機械手臂於臨床

達文西是當前最先進的醫療機器人輔助微創外科手術系統,其機械手臂手術器械尖端能靈活旋轉,並有 3D 影像內視鏡,可強化視野立體感。

2006 年起,中榮成為最早將達文西機械手臂常規運用於臨床的醫院,且在更早已投資設備、選送醫師出國培訓。中榮心臟外科、泌尿外科、耳鼻喉頭頸部的達文西手術都率先全國發展,不僅與國外同步甚至研究創新,2014 年榮獲達文西手術國際原廠認證為觀摩中心。

耳鼻喉頭頸部主任王仲祺說明中榮在頭頸部達文西手術的進化——其一是經口手術,當歐美大都做到口咽部位(扁桃腺、舌根),中榮已拓展至下咽部位(全喉、食道入口),手術案例全球最多且發表於醫學文獻,技術領先世界。經追蹤發現,透過達文西經口手術對下咽腫瘤的控制,存活率比放射治療和化學治療的效果更好。

其二是隱藏疤痕,在處理甲狀腺、唾液腺、頸部淋巴腺時,透過達文西手臂把巨大疤痕隱藏於耳後或腋下,手術部位雖較遠且過程變得複雜,但不影響外觀,對病人術後生活品質有所提升。

胰臟癌預後不佳與早期不易發現有關,另一原因是手術困難且併發症多。2017 年中榮外科醫師陳怡如以達文西

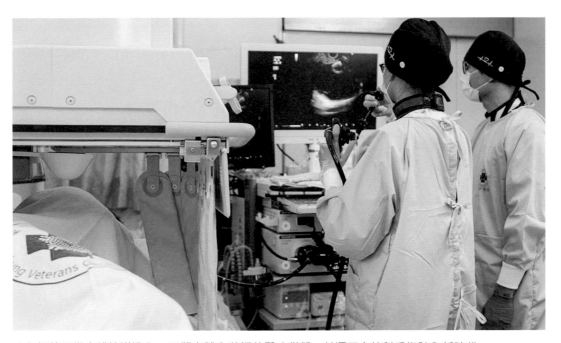

▲內視鏡是從身體管道進入,可觀察體內狀況的醫療儀器,其運用令外科手術跨入新時代。

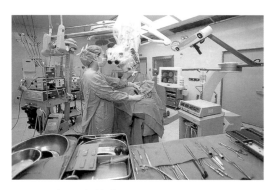
▲ 2000 年，中榮購置國內首台 3D 立體定位顯微手術導航系統，提高手術準確度及安全性。

機械手臂成功摘除胰臟腫瘤，完成胰頭十二指腸、膽囊、總膽管切除手術，這項高難度手術過去都採用傳統開腹方式，達文西機械手臂的靈活性提升腫瘤切除率和淋巴結擴清率。

肢體淋巴水腫是癌症病人術後常見的問題，若能將肢體淋巴管接上靜脈管，可望解決淋巴液回流阻塞。淋巴管直徑小於 0.8 公釐，臺灣只有極少數醫院能搭配螢光影像系統進行肢體淋巴水腫手術，中榮是其中之一，2020 年引進法國原廠弗洛提斯螢光影像系統，隔年淋巴水腫治療中心開幕，整形外科醫師賴志昇成功施行淋巴管與靜脈管接合手術（LVA）。

時任骨科部主任李政鴻於 2018 年引進雷納生機械手臂，提升手術精準性。傳統手術成功率約八成，經導航可提升至九成二，運用雷納生機械手臂將高達九成九，大幅降低植釘傷及神經之風險，

也因植釘數目多，提高側彎矯正率。

內科治療領域變廣

中榮發展尖端醫療，將內科舞台變大，有些疾病以往需求助外科，手術住院數日，而今透過內科治療，幾乎無傷口且快速出院。

內視鏡，從診斷進化到治療

內視鏡主要運用於腹部，起初用於診斷，後來被賦予治療功能，在確認問題後直接解決問題。早年檢查上消化道，需喝顯影劑（鋇劑）再做 X 光攝影以供判讀；有內視鏡後，胃鏡從口腔進入可檢查食道、胃、十二指腸有無發炎、潰瘍、瘜肉、腫瘤等；內視鏡超音波更強大，能檢查黏膜下構造，偵測早期癌症黏膜的侵犯程度，甚至可進行黏膜下或胃腸周圍病灶的抽吸或切片。

內視鏡超音波是將內視鏡與超音波結合，幫助內科醫師清楚觀察，有助於判斷腫瘤良性或惡性，癌症分期也更明確。中榮 2014 年成立消化系內視鏡診斷治療中心，積極發展介入性內視鏡治療。

針對消化道早期癌症，2006 年，時任胃腸肝膽科醫師柯忠旺完成首例內視鏡胃黏膜切除術，搭配影像強化高階內視鏡，診斷出早期癌症或癌前病變，並

以極微創內視鏡技術進行黏膜切除術、黏膜下剝離術。膽胰系統內視鏡診斷與治療，2017 年，引進導管式膽胰管內視鏡檢查，當有不明原因的膽管狹窄或病灶，診斷正確率可望提高。透過導管式膽胰管內視鏡，搭配雷射或震波碎石，將膽道結石擊碎再移除，同樣免開刀。

時任胃腸肝膽科主任葉宏仁是介入性內視鏡超音波治療技術的領航者，2002 年完成首例內視鏡超音波導引細針抽吸術，堪稱全臺先鋒；2020 年完成首例介入性內視鏡超音波治療，利用導引內視鏡超音波對胰臟膿瘍引流及清創，減少經皮放置引流管，造成病人生活不便及感染風險。

多元運用導航及監測系統

導航系統在中榮被廣泛運用於各科，搭配不同工具強化手術準確度。舉凡神經外科開腦、脊椎外科打骨釘、胸腔內外科做支氣管鏡及耳鼻喉頭頸部做顱底手術、鼻竇手術，都少不了導航器械。

王仲祺解釋，人的鼻竇構造雷同但曲度不同，傳統鼻竇手術將上唇掀起割開，從前方打洞進入鼻竇，術後腫痛嚴重；內視鏡手術改從鼻腔進入，但仍有傷及眼睛或腦部之虞，直到內視鏡搭配導航器械與電腦斷層，定位與深度更精準，風險才大為降低。

2017 年，時任神經醫學中心主任李旭

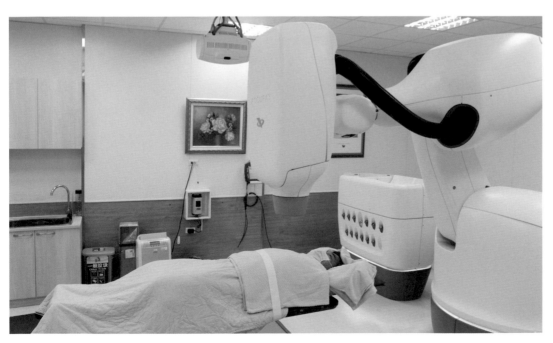

▲具數位影像導引系統的肺癌電腦刀。

東完成顱底脊索瘤手術，該腫瘤有如黏在頭髮上的口香糖，剝除過程容易損及神經，醫療團隊透過術中神經功能監測系統，以電極針刺入相對應部位監測反應，將神經損傷從 20% 降至 2%。

介入性心導管治療先天性心臟病

先天性心臟病的傳統治療是開心手術，但病人並不開心。

副院長傅雲慶 2003 年接受行政院公費赴美進修，2004 年回國後，致力發展介入性心導管的技術，免除病童開刀之苦，創多項新技術成功首例。包括 2004 年亞洲首例以臟內超音波監視經心導管關閉心房中膈缺損，使得修補心臟破洞可以免開刀且免全身麻醉，手術平均只要半小時。2008 年亞洲首例以融合手術治療左心發育不全症。2010 年亞洲首例以安普拉茲動脈導管封堵器治療膜型心室中膈缺損。2011 年全國首例以覆膜支架治療主動脈弓狹窄。2013 年亞洲首例經心導管免開刀治療早產兒的開放性動脈導管，2014 年更創下當時亞洲最輕 1,350 公克早產兒成功治療新紀錄。

由於成績斐然，中榮兒童心臟團隊以「開心手術不開心：創新心導管技術治療先天性心臟病」，榮獲 2015 年國家生技醫療品質獎醫療院所類銅獎。

亞洲先進 Hybrid 複合式手術室

2013 年，心臟血管中心完成經導管主動脈瓣膜置放術（TAVI）2 例，率中南部醫學中心之先，這年被視為中榮 Hybrid 關鍵年。蔡鴻文表示，複合式手術室（Hybrid Operation Room）配有先進儀器，掌握黃金時間一站式完成檢驗與手術。例如肺部小腫瘤，從前需至放射線科定位再回開刀房，現於複合式手術室可當場定位並切除，術後還能掃描確認；又如骨盆骨折大出血，從急診室送往開刀房來不及做血管攝影，在複合式手術室可做血管攝影並同步搶救。

中榮有三間複合式手術室，數量居全國之冠，手術團隊跨越內外科；中榮成立心臟血管中心、腦中風中心、神經醫學中心等，也遵循內外科整合的趨勢。

2009 年，中榮導入第一間單面多軸機械手臂複合式手術室，當時是全國第二

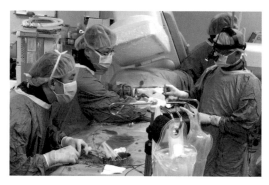

▲副院長傅雲慶（左二）完成多項介入性心導管治療先天性心臟病新紀錄。

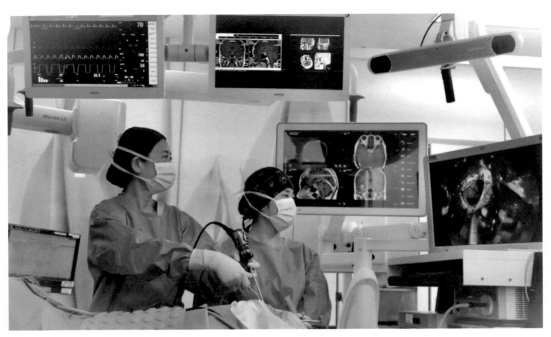

▲中榮注重尖端技術之開展,隨著技術的成熟及推廣,未來將朝儀器及技術創新邁進。

間,搶回許多急性腦中風、腦出血、心肌梗塞、重症創傷等急症患者的性命。

2020 年底,建置第二間複合式手術室,配有新一代多軸複合式 X 光血管攝影機與最新水冷式電腦斷層掃描儀。

2021 年底,在急診大樓增建第三間雙面多軸機械手臂複合式手術室,為亞洲最先進等級,配有雙臂 4D 旋轉式腦血管影像,與連續多期相之腦血流灌注影像,亦可將影像結合導航顯微鏡,執行 AR 擴增實境等外科手術。

運用 5G,造福更多病人

發展尖端醫療,對中榮每一代掌舵者而言,均有「路漫漫其修遠兮,吾將上下而求索」的信念,對此,李政鴻分析,目前中榮尖端醫療注重尖端技術之開展,隨著技術的成熟及推廣,未來將朝儀器及技術創新邁進。

臺灣 2025 年將邁入超高齡社會,遠距醫療必為趨勢,中榮已將 5G 運用於會診、教學及手術指導。2021 年臺灣醫療科技展時,在兩百公里外的手術室,副院長李政鴻帶領手術團隊即時連線示範達文西手術,蔡英文總統如臨手術現場,親自與手術團隊互動。

然而,達文西手術尚未開放遠端傳訊控制,期許未來有重大突破,讓中榮尖端醫療造福更多無法親臨醫院的患者。

前進再生醫療
為急、重、難、罕病人帶來希望

為突破醫學上無法治療的困境，再生醫療應運而生，
臺中榮總近年也積極布局，投入多元領域、培養更多人才，
為許多困難疾病治療創造契機。

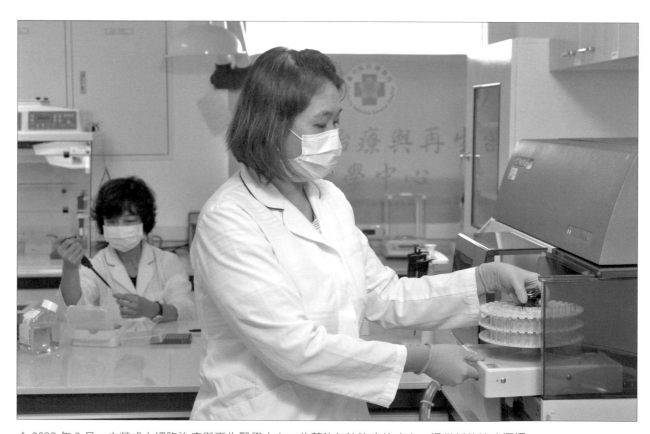

▲ 2022 年 2 月，中榮成立細胞治療與再生醫學中心，為藥物無法治療的病人，提供新的治療選擇。

再生醫療是新興的醫療技術，主要涵蓋組織與細胞修復、幹細胞療法、免疫細胞療法等。美國哈佛大學生物學家喬治・戴利（George Q. Daley）曾說過：「如果說 20 世紀是藥物治療時代，那 21 世紀就是細胞治療時代。」未來最強大的藥品，將不再是化學合成藥物，而是「細胞」。

有別於傳統藥物和手術治療方式，只能改善症狀、延緩病程、切除患部等，細胞治療是藉由身體自身的修復能力來治療疾病。

人體的免疫系統可對抗入侵的細菌和病毒，也可以殺死癌細胞。利用自體細胞結合小分子蛋白、抗體等，再送回病人體內，可以用來對抗病毒或癌症細胞，而細胞再生的能力，還可以修補受損的組織或器官。目前廣為人知的造血幹細胞移植，就是行之有年、技術純熟的再生醫療。

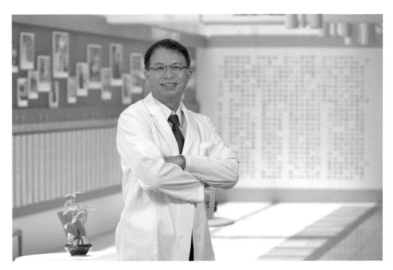

▲ 細胞治療與再生醫學中心主任李冠德認為，透過身體裡的細胞治療困難性疾病，就是再生醫學最大的意義。

全球熱門的新領域

2017 年，賓州大學和諾華大藥廠合作的「CAR-T 細胞治療」，成為全球第一款獲得美國 FDA 批准上市的細胞免疫療法，也開啟劃時代的抗癌新紀元。

CAR-T 細胞治療是將改裝基因帶入免疫細胞中，用改裝過的免疫細胞來殺死癌細胞。它能攻擊癌症細胞，並在體內停留數年之久，阻止疾病惡化，可用來治療白血病及淋巴癌。

如今，細胞治療已經成為面對癌症的顯學，隨著技術日益成熟，全球已經有多種產品上市。

「透過身體裡的細胞治療困難性疾病，就是再生醫學最大的意義，」細胞治療與再生醫學中心主任李冠德指出，對於現有藥品或技術無法治癒的疾病，再生醫療提供更多元的治療選擇。

由於細胞治療展現出無限潛力及可能性，使再生醫療成為當今全球熱門的新興領域。

跨科部集思廣益

中榮近兩年更是加快腳步布局，除了

建造細胞實驗室，也已完備各項團隊。

2021 年 5 月，中榮成立再生醫學委員會，召集各臨床科室主任、次專科專家、最高層級行政主管、醫務企管部、醫學研究部，也因應細胞將成為藥品的趨勢，納入藥學部，以跨科、跨部共同集思廣益，全力發展再生醫療。

2022 年 2 月，成立細胞治療與再生醫學中心，成員包括 40 位來自專研癌症、自體免疫性疾病、神經元和關節退行性疾病的醫師，分為研發組、退化性疾病組與癌症細胞治療組，致力幹細胞及抗癌細胞從實驗室轉化到臨床應用，為藥物無法治療的病人提供新的選擇。

以樹突細胞製造腦瘤疫苗

2008 年，細胞治療在臺灣尚未盛行，中榮就開始著手相關研究，其中「以自體樹突細胞呈現腫瘤抗原治療原發性惡性腫瘤第一期臨床試驗」，以樹突細胞為基礎，製造腦瘤疫苗，2010 年就取得人體試驗許可，而此研究是當時少數具前瞻性的細胞治療研究。

負責該項研究的腦腫瘤神經外科主任楊孟寅指出，這種治療方式是先從病人腫瘤碎片取得抗原，並將從病人血液分離出來的樹突細胞與抗原培養在一起，「教育」它對抗癌細胞，再把它送回病人身上，在身體裡產生對腫瘤有攻擊性的淋巴球，攻擊癌細胞。

過去，惡性腦瘤患者平均只能存活三、四年，而參與中榮第一期試驗的一名腦瘤四期患者，至今已存活十幾年，切除腦瘤後也沒有再生。

目前，中榮研發的腫瘤抗原樹突細胞治療方式已經進入第三期人體試驗階段，由多個醫學中心共同進行。

延伸應用，獲突破性成果

2021 年，更藉由跨科別合作，把腫瘤抗原樹突細胞治療方式延伸應用到乳癌、大腸癌等，取得了突破性成果。

楊孟寅指出，「比起現有特管計畫中，單純以細胞因子誘導殺傷細胞治療，樹突細胞結合細胞因子誘導殺手細胞的治療方式，效果可以達到三十倍，」這項令人振奮的研究成果，也已經在醫學會發表，於國際期刊審稿中。

雖然中榮早在十多年前就投入細胞治療相關研究，但都是由各單位自行發展，進程緩慢，在成立細胞治療與再生醫療中心後，有了平台整合所有資源，大幅加速細胞治療的相關研究腳步。

「過去個人能量太小，要走得快並不容易，光收標本就要耗費一、兩年，現在只要四個月就能完成，」楊孟寅對中榮細胞治療的未來發展充滿希望，「相較於過去個人戰，現在是團體戰，隨著

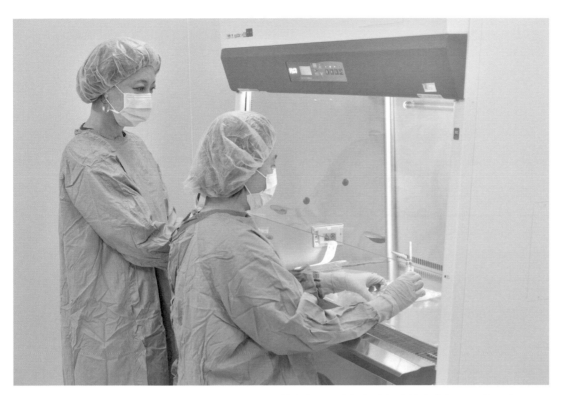

▲細胞治療與再生醫療中心成立後，中榮有了平台整合資源，大幅加速細胞治療的相關研究腳步。

各科別共同加入，現在一年的成績就超過過去十年。」

軟骨細胞修復再生技術恢復膝功能

再生醫療的應用無遠弗屆，甚至可以製作具有功能性與生命性的身體器官組織，用於修復或替換身體內不健康的器官與組織，又或是刺激體內組織或器官再生。

國人膝關節退化盛行率約 15%，等於每 6.5 個人中，就有一人為膝關節所苦，其中，許多年輕人又因為運動不當，造成膝蓋損傷，導致關節退化有年輕化的趨勢。若膝蓋局部軟骨損傷未及時醫治，演變成退化性關節炎時，未來就只能接受人工膝關節置換手術。

2021 年，中榮發表「一次性手術自體軟骨細胞修復技術」，這是透過軟骨細胞修復再生技術，擷取患者自體軟骨組織，以微創手術植入關節損傷處，形成再生軟骨組織修補，不僅傷口小，手術只需四十分鐘。根據臨床數據，術後六週就有效減緩膝蓋疼痛，三個月能恢復運動功能。

臨床上只需一次手術，術後一年，軟

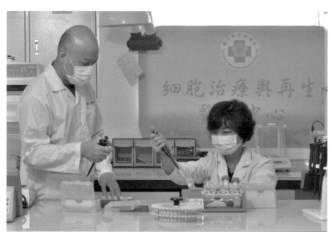
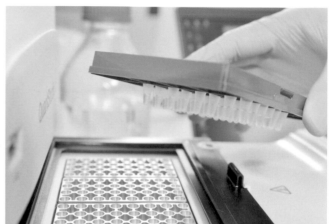
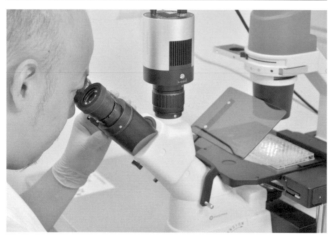
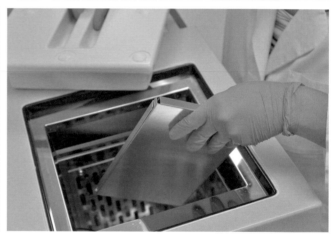

▲中榮將細胞治療與再生醫療進一步投入急、重、難、罕領域，期望能嘉惠更多病人。

骨缺損處部分或完全再生達97.7%；經過五年臨床研究追蹤，在高強度運動例如打籃球、網球的能力表現上，比「骨髓刺激術」具顯著優勢，能有效讓病人恢復運動功能。

隨著全球老化加速，人口老化所衍生的慢性或退化性疾病、臨床重大疾病等，相關醫療需求也逐漸增加，中榮結合原有的老人醫學團隊，注入細胞治療及再生醫療，可望為高齡化社會帶來更多元的醫療解決方案。

扛起治療困難疾病的責任

身為醫師，最難開口的就是「對不起，已經沒有其他治療辦法了，」李冠德表示，儘管現今醫學發達，但仍有許多困難的疾病讓人束手無策。

像是自體免疫疾病紅斑性狼瘡，因為不明原因，免疫系統產生自體抗體攻

擊自身的細胞和組織，因而導致全身性發炎反應。紅斑性狼瘡病人被攻擊的細胞和組織，最後會因為嚴重的發炎而壞死，且患者常有多發性的關節病變、心包膜發炎積水，在長期服用類固醇下，最後又會導致髖關節缺血性壞死或其他併發症，當所有類固醇藥物都無效後，患者就只能等著洗腎。

又或是胰島素已經無用的糖尿病、不可逆的阿茲海默症，病人都會面對現有醫療方式無計可施的窘境。

2022年，在院長陳適安的指導下，中榮將細胞治療與再生醫療進一步投入急、重、難、罕領域，病人不只集中在癌症，更擴大到漸凍人、腦性麻痺、阿茲海默症、肺纖維化、難治性紅斑性狼瘡、缺氧性腦病變等困難疾病。

這些疾病的傳統治療方式，無法滿足病人的需求，失能或惡化速度往往造成病人家屬十分恐慌，以致到處亂投醫或相信偏方。「我們希望透過細胞治療，能為這些疾病患者找到另外一條路，」李冠德說，「中榮投入細胞治療的目標完全不在營利，而是回到細胞治療與再生醫療的初衷，為難治和罕見疾病病人帶來新的契機。」

再生醫療就是要解決目前醫學上無法治療或突破的瓶頸，然而，相較於癌症，許多罕見疾病因為病人人數不多，對藥廠而言，不具投資臨床試驗的效益，幾乎成為被放棄的一群。

身為公立醫院，中榮積極站出來扛起這份社會責任。

細胞治療與再生醫學中心副主任曾慧恩指出，「中榮是中部唯一的公立大型醫學中心，沒有營利包袱，得以讓很多無法獲利的臨床試驗獲得機會。」

中榮原有的特色醫療團隊，包括腦損傷、腦性麻痺、脊椎損傷、漸凍人、紅斑性狼瘡、癌症、間質性肺炎等，都已經發展成熟，如今開始加入細胞治療後，期望能造福無藥可醫的病人。

李冠德強調，「只要臺灣有一個地方能做，這些病人就有希望，要讓大家知道，他們不會無處可去，可以來中榮治療。」因此，中榮動用全院資源，免費為許多重大疾病的個案申請恩慈治療（Compassionate Treatment）。

多樣與高複雜度病人成為利基

中榮目前提供的細胞治療有：細胞因子誘導殺傷細胞（CIK）、自然殺傷細胞（NK）、樹突細胞（DC），以及間質幹細胞（MSC）等政府特管計畫批准的細胞產品，自從今年細胞治療與再生醫學中心成立後，治療的病人數目開始大幅成長。中榮更是能用CAR-T治療血癌及淋巴癌的臺灣四家醫學中心之一，顯示醫療品質與能力，擁有與國際

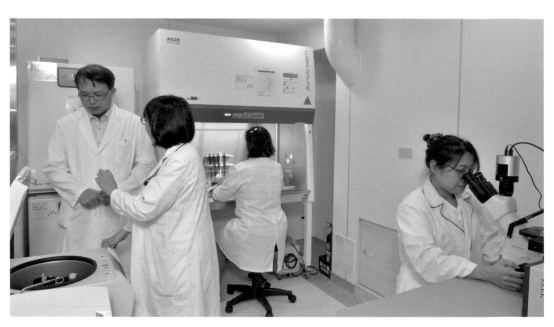

▲發展新興領域最大的瓶頸，往往是懂的人不多與人才太少，李冠德（左一）認為，現階段亟需培育
細胞治療與再生醫療相關人才。

並駕齊驅的醫療水準。

然而，特管計畫中現有的細胞治療，並非中榮再生醫療發展的重點。

李冠德強調，「中榮的眼光是再更上一個層次，鎖定在更強大的細胞治療、基因改造，必須投入相當多的時間和成本，但這樣才能走得長遠，進而和世界競爭。」

細胞治療的製程和技術非常複雜，最好要與大學、國際藥廠和產業界緊密合作。中榮成為中興大學教學醫院後，提供了更充足的研究動能，有助於尋求國際合作，引進更多先進的細胞臨床試驗。今年引進國外新型抗癌細胞療法包括 TCR-T 和次世代 CAR-T，並和臺北

醫學大學與美國加州大學，攜手開發尖端新型細胞治療技術。

由於再生醫療主要針對現有藥物已經無法醫治的疾病，這些病人的病情多數都相當嚴重且複雜，往往照護困難，並非有所醫院都有能力可以收治。

中榮的重症照護能力在國內首屈一指，曾慧恩指出，「中榮收治間質性肺炎病人為全國最多，包括近年的新冠肺炎疫情，也是重要的後送醫院。」

歷年來，中榮幾乎是全臺醫學中心病例組合指標（CMI）值最高的醫院，表示病人疾病嚴重度很高，再加上每年新診斷癌症病人高達五千例，病人的多樣性和複雜性是中榮推動臨床試驗的利

基，也能吸引廠商願意合作。

積極推動臨床試驗

細胞治療方興未艾，未來，臨床試驗需求將不斷擴大。

中榮的再生醫療已進入中程計畫，中心努力克服臺灣嚴格的法規，為患者提供更多前瞻性的細胞治療臨床試驗。2022 年陸續開啟腦性麻痺、肺纖維化、嚴重下肢缺血等國內新興細胞療法的臨床試驗，並著手進行 M2 極化巨噬細胞、雙特異性抗體結合 T 細胞，以及基因改造的細胞受體 TCR-T 應用在不同癌症上，再過一、兩年就能看到成果，提供足夠的臨床效度數據驗證效果。

儘管臺灣細胞治療目前開放程度還不足，許多臨床研究必須不斷送審，但再生醫療已被視為重要國家政策，若未來「再生醫療三法」通過，預期將會更蓬勃發展。

李冠德強調，「中榮已經準備好，蓄勢待發，配合政府法規的開放，我們將在臨床試驗與疾病治療上大幅邁進。」

全面培養各科部種子人才

「發展新興領域最大的瓶頸，往往是懂的人不多與人才太少，」檢視現階段，李冠德直接指出，「我們亟需培育細胞治療與再生醫療相關人才。」

一直以來，中榮都擁有豐沛的人才，是全臺灣醫學院畢業生最嚮往的醫院之一，招收住院醫師志願全國排名第二，未來三年，中榮還要增加 160 位主治醫師，勢必將網羅到更多人才。

隨著這兩年的推動，再生醫療逐漸在中榮遍地開花，許多主治醫師開始涉獵細胞治療，院內各科部都有種子醫師，並建立起團隊。

預見再生醫療關鍵高階人才的重要性，中榮積極提供年輕醫師出國進修、鼓勵攻讀博士。院長陳適安甚至親自帶領大家參訪位居全球細胞治療領導地位的日本，特別是東京大學與京都大學 iPSC 研究中心，進行交流。

「再生醫學和細胞治療並非臺灣強項，必須要向國外汲取學習，」李冠德放眼未來，「年輕醫師不斷進修，把國外最新技術帶回來，隨著醫師接棒，持續挹注新量能，中榮絕對可以在全球再生醫療領域取得一席之地。」他也特別強調，「中榮發展再生醫學，不是要塑造某一位明星醫師，而是透過全面培養高階人才，提升競爭力、保持領先。」

細胞治療與再生醫學的願景是，將先進的細胞治療技術應用於醫療需求未能滿足的困難疾病，為病人帶來新希望。如今，中榮已經架構好穩健發展的策略藍圖，逐步實現。

致力精準醫療
量身訂做個人化治療

全球各國競相發展精準醫療，臺中榮總也積極布局多年，
持續整合人才並與國際密切合作，
提供更好的個人化治療與照護。

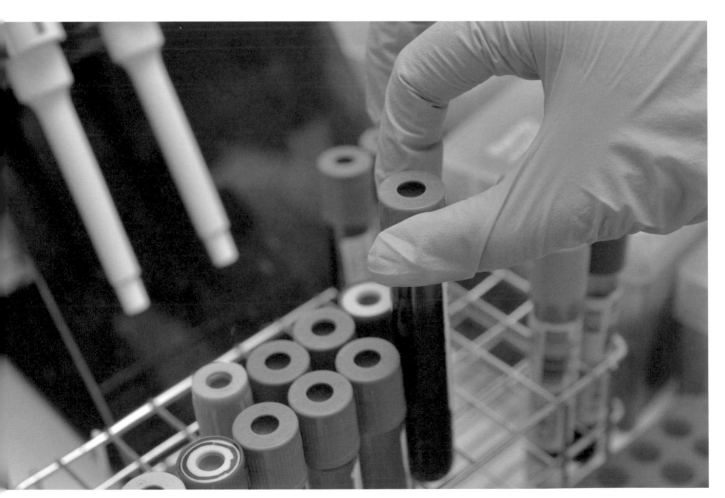

▲自 2016 年起，中榮同時與中央研究院合作建置收案臺灣人體生物資料庫與臺灣精準醫療計畫，積極推動中榮精準醫療的第一個五年計畫。

精準醫療（precision medicine）已經成為全球趨勢，其實早在 2015 年，美國前總統歐巴馬就已提出「精準醫學倡議」，呼籲美國運用研究、科技、政策的革新，引領一個醫學新時代，同年也宣布啟動「精準醫療計畫」，募集十億美元，應用於癌症預防、研發疫苗、早期篩檢、免疫療法、基因體學等。近年來，世界各國都積極推動以基因導向為中心的個人化精準醫療計畫。

同樣的疾病，因為每個人基因不同，致病機轉可能也不同；同樣的藥物，在不同人身上未必會得到相同的效果，因此治療應該要因人而異。隨著大數據、檢測基因技術的進步，現在已經能在短時間內獲得基因資訊，量身訂做個人化治療，可以更精準而有效，達到真正以人為本的醫療照護。

以病人個人全面的資訊量身訂做診療方案，是可預見的未來。

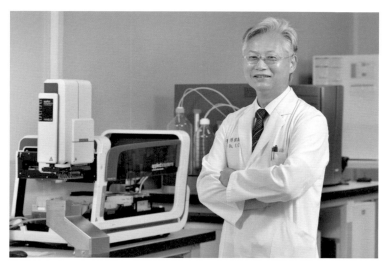

▲副院長傅雲慶指出，精準醫療可透過基因檢測，讓醫療不再局限於治療，更提早一步做到預防。

第一個五年
建構六大臨床研究資料庫

在 2016 年，中榮就已經看到精準醫療的重要性，成立精準醫學推動小組，開始積極推動中榮精準醫療的第一個五年計畫。

副院長傅雲慶指出，自計畫開始，中榮就逐步建構全臺灣最完整的醫學中心

六大臨床研究資料庫，包括「臨床資訊資料庫」、「健康資料庫」、「人體生物資料庫」、「癌症登記資料庫」、「高齡醫學資料庫」及「健康管理資料庫」，為開展臨床資料科學與精準醫學的研究及應用，打下穩固的基礎。

參與多項國家級計畫

2016 年起，中榮同時與中央研究院合作建置收案臺灣人體生物資料庫（Taiwan Biobank）與臺灣精準醫療計畫（TPMI）。

中榮積極向到院就醫的病人推廣參與臺灣精準醫療計畫，參與者可在手機裡接收到自己的基因檢測資訊，了解自己可能更需要注意的健康面向。2019 年，

更首開精準醫學中心及精準醫療諮詢專線，每週開放精準醫學特別門診，協助參與這項計畫的民眾。

2020 年底，中榮也與國家中醫藥研究所合作，建置中西精準醫學平台。

「這個平台擴充中榮的六大臨床資料庫，並搭配國家中醫藥研究所研發、全球第一份具完整信效度的中醫體質量表（BCQ），整合中西醫相關主題進行分析研究，」中榮傳統醫學科主任蔡嘉一指出，目前已發表四篇糖尿病體質與併發症的科學引文索引（SCI）論文，例如發現陽虛體質比較有蛋白尿，相關多元的中西醫整合研究主題也不斷持續進行中，期望開啟更多治療的可能性，提供民眾最佳的中西醫整合醫療。

全面優化軟硬體

為全力發展精準醫療，2021 年精準醫學中心重新優化調整架構，設置四個組別，包括精準癌症組、精準醫學組、遺傳醫學組和精準實驗室。

「基因檢測設備既要精準，速度又要快，所需價格非常昂貴，但這些儀器卻是發展精準醫療不可或缺的一環，」傅雲慶談到，中榮不惜成本投資成立基因實驗室，讓硬體全面到位，2021 年此基因實驗室更完成全國認證基金會（TAF）認證。

除了投入大筆資金完善硬體，相關人員也積極提升技術層次，包括單核苷酸多型性分析（Single Nucleotide Polymorphism, SNP）、全外顯子體定序（Whole Exome Sequencing, WES）、全基因體次世代定序（Next Generation Sequencing, NGS），並成立涵蓋各科別的全面性精準醫療團隊，不斷精進基因資訊的判讀及解釋的專業知識。

精準預防
基因檢測，揪出致病因子

要發展精準醫療，需要大量且能代表族群的數據，然而，目前常用的基因數據多為西方人的資料，無法反映臺灣人特有的基因變異，有鑑於此，亟需建立屬於臺灣的基因數據。

「很多西方開發的藥物，因為基因體質不同，不見得適合東方人，」傅雲慶舉例，「例如抗凝血劑，西方人建議服用 5 毫克，但有些東方人使用同樣劑量就可能引起出血的副作用，這些人其實只需要一半劑量即可。」

2018 年，中央研究院開始著手臺灣精準醫療計畫，預計蒐集分析 100 萬名參與者所提供的臨床資料與基因資訊，建立屬於臺灣人的基因資料庫，開發出專屬華人的基因型鑑定晶片。

中榮是參與計畫的 16 家體系醫院中收

案數最多的，目前已經超過 10 萬名中榮的病人參與；同時，也是最早發展精準醫療個案管理系統的醫學中心，且不吝分享自行開發的管理系統及基因報告衛教資訊，廣泛地被許多醫學中心採用。

及早監測控制

參加臺灣精準醫療計畫的病人，可以了解十項基因資訊，包括早發性中風、年輕型糖尿病、家族性高膽固醇血症、酒精代謝、肥胖、尿酸代謝、地中海貧血等七項疾病，以及預防血栓、免疫抑制劑、降尿酸藥物基因，預先了解第一線藥物治療是否對個人無效需要換藥，以及會否出現副作用或過敏現象，精準提供個人化的醫療照護。

「精準醫療可以說是『科學算命』，」傅雲慶指出，透過基因檢測精確地找出環境中高度危險的致病因子，預測個人未來可能發生的疾病，及早妥善地監測控制，讓醫療不再只是局限於疾病的治療，更提早一步做到預防。例如，早發性中風是由 NOTCH3 基因變異引起，家族其他成員也容易有早發性中風，但病人往往不自覺。

收案過程中，有位四十多歲男性，爸爸和叔叔、二哥都曾中風，儘管日常生活中沒有其他危險因子，但帶有 NOTCH3 基因變異，很可能在五十幾歲後就會出現小血管中風。果然在進一步腦部斷層掃描後，發現腦室旁已有小血管病變，透過認知評估，證實短期記憶已經開始衰退。

「在中榮的收案者中，有 0.9％帶有這個基因突變，」中榮風濕免疫科醫師、也是精準醫學中心執行長的陳一銘說明，「我們把這些帶有基因變異的病人

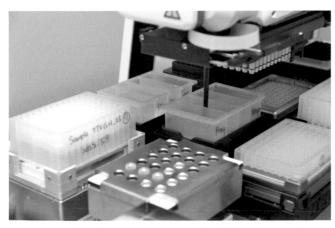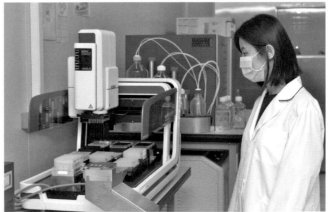

▲中榮是參與精準醫療計畫的 16 家體系醫院中收案數最多的，也是最早發展精準醫療個案管理系統的醫學中心。

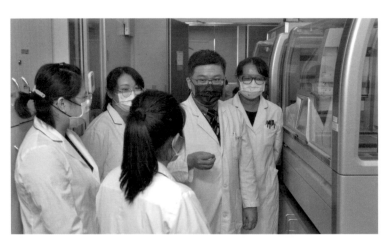

▲精準醫學中心執行長陳一銘（右二）認為，藉由發展精準醫學，透過基因檢測，中榮能提供全人、全家的精準醫療照護。

精準診斷與治療提高療效及安全

精準醫療顛覆以往傳統的診斷與醫療流程，透過個人基因的精準檢測，提高治療的有效性與安全性。

以前，只能在一體適用的醫療方式中，按照標準流程給予每位病人相同的治療，先投予第一線藥物，如果療效不佳或產生副作用，再依據醫師經驗來調整，但因為不知道潛在基因的情形，所以只能不斷嘗試，效果很難預測。

然而，有了精準醫療，利用基因檢測，可以直接找出問題所在、研判是否有對應藥物，減少漫長嘗試錯誤的過程，達到最佳的治療效果。

傅雲慶指出，以兒童神經常見的癲癇來說，癲癇具有多樣化的發作型態及複雜的病因，包括腦結構異常、中樞神經免疫疾病、腦部感染、神經代謝疾病及基因異常等，其中基因扮演著關鍵的角色，因此基因檢測已經成為診斷癲癇病因的主要工具。

「有些發生在兒童身上的頑固癲癇，其實只要簡單補充營養素就能解決，」他解釋，「以往面對癲癇，如果一開始就使用維生素 B6，只有千分之一的有效機率，失敗率高達千分之九百九十九，絕對不可能是醫師投藥的第一選擇，然而透過基因檢測，就可以為這千分之一的病人直接找到關鍵。」

都召回，進行腦部核磁共振掃描、做認知功能評估，發現有四十多位患者已有腦部早期病灶，立即給予預防性治療，避免他們踏上家族中其他人早發性中風的後塵，也請病人家屬一起檢測，提供全人、全家的精準醫療照護。」

又例如，帶有 Lynch 的基因突變會導致大腸癌，很可能二十多歲就開始有大腸瘜肉症，在中榮檢測的對象中，有一百多位帶有這個基因，也同樣召回這些病人，透過大腸鏡檢查後，找到了幾位癌症病人。

陳一銘強調，「這些都是希望可以藉由基因檢測，提早示警、及早用藥，先一步有效降低疾病發生的可能性。」

中榮也把這些成果，發表成十餘篇論文刊登於國際醫學雜誌，與世界分享臺灣在精準醫療大數據研究的經驗。

另一方面，精準醫療也可以有效提升用藥安全，使療效最大化，避免產生不良反應。過去，痛風用藥或抗癲癇藥產生嚴重過敏的機會是千分之一，但醫師往往要試了才會知道，儘管發生率極低，如史蒂夫強生症（Steven-Johnson Syndrome, SJS），全身的皮膚嚴重脫皮，可能危及生命，如果透過基因檢測，就能預先知道是否帶有過敏因子，避開藥物的使用。

又比如，面對金黃色葡萄球菌，若已預先知道病人具抗藥性，第一時間就可以跳過傳統的盤尼西林，直接投用二線的藥物。

把基因數據整合到患者的電子健康紀錄中，能協助醫師在臨床上精準又安全地用藥。而這些，在中榮都已經是現在進行式。

中榮的整合基因資訊與醫師處方系統警示（Clinical Decision Support, PGx），根據病人的基因檢測結果提出警示，例如「此病人藥物代謝酵素 CYP2C19 功能慢速，Clopidogrel 活性代謝物減少，可能導致治療效果不佳，建議使用其他抗血小板藥物」，以利醫師在臨床治療上制訂安全又有效的治療計畫。

治療方法不再一體適用

癌症，可以說是精準醫療最早嶄露頭角的領域。

「精準醫療扭轉了過去癌症依據腫瘤大小及轉移的傳統分期概念，」中榮精準醫學中心執行長曾慧恩解釋，「只要有對應到的藥物，就不會是末期。」

曾有名病人因為咳嗽不停進行檢查，發現肺部已經有四、五公分大的腫瘤，腦部也有兩顆腫瘤轉移，以過去經驗來說已經是末期，即使按照傳統化療，壽命也只剩半年。

然而，把病人癌細胞取出送基因檢測，發現是罕見不到 1% 的基因突變，最後不需要化療，只用口服標靶藥物，「過去認為活不過半年，現在已經超過兩年，這位病人依舊健在，甚至腦部兩顆腫瘤幾乎消失，肺部腫瘤也只剩一公分，」傅雲慶強調，「這就是精準醫療的強悍之處。」

儘管目前多數癌症仍照著標準化流程治療，但有部分癌症，像是肺癌，在美國或歐洲腫瘤科指引都已經載明必須依循精準治療，選擇藥物前一定要做基因檢測，根據不同的基因突變，如 EGFR、ALK、ROS1 或 PD-L1，選擇不同標靶或免疫治療藥物。

一體適用的治療方式，對某些人而言不只無效，還可能只是徒增治療的副作用。曾慧恩指出，「並非所有癌症病人都適合化療，有時副作用甚至大於治療效果。」透過精準醫療，可以協助判斷

病人是否需要做輔助性化療,以乳癌為例,如果基因檢測顯示賀爾蒙受體是陽性,病人可能只需服用抗賀爾蒙藥物,也許就能免除化療的痛苦。

研發更多可能性

在對抗癌症的挑戰上,中榮借助精準醫療之力,不斷找尋更多的可能性。

中榮比照歐美精準醫學中心的架構組織,成立常規分子腫瘤團隊,透過每兩週一次的密集會議,討論在癌症治療中如何運用基因檢測報告、有沒有意義、怎麼選擇藥物,若不是標準治療又要如何處理,以及後續追蹤。

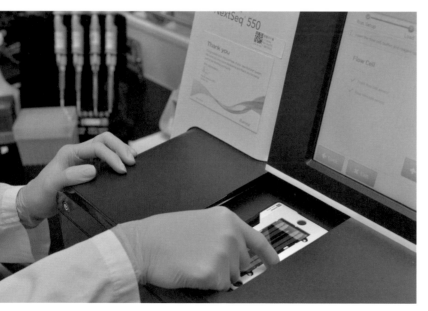

▲精準醫療的觀念正在扭轉醫療決策及治療方式,中榮更致力讓精準醫療落實普及在臨床上。

有些難治的癌症,如胰臟癌或膽管癌,常在發現時已是晚期不能手術,使用標準第一線藥物往往在半年後就失效,病人平均存活大多只有一年,然而,如果病人是帶有特殊的 BRAF、IDH1 突變或 BRCA 突變,就有機會選擇特定的標靶藥物。

當惡性腫瘤在標準藥物治療失效時,運用基因檢測,協助選擇可能有效的藥物,曾慧恩強調,「在難治的癌症中,也許只有三成病人有機會找到對應的藥,但仍比過往增加了許多希望。」

除了個人,面對遺傳性癌症風險家族,也能透過遺傳性癌症基因檢查揪出高風險者,針對家人做健康管理、疾病預防,讓疾病早期發現、早期處理。

精準醫療的觀念,正在扭轉醫療決策及治療方式,中榮不只是專注於研究領域的發展,更致力讓精準醫療落實普及在臨床上。傅雲慶強調,「好的醫療不應束之高閣,只讓少數人享有,而是要普及,造福更多病人。」

普及運用於臨床照護

透過第一個五年,中榮的精準醫療已扎根打下了基礎,如今,邁入第二個五年,中榮要把精準醫療全面推廣到第一線臨床應用。

「教育非常重要,是中榮很重視的一

環，」傅雲慶強調，「為年輕一代醫師建立精準醫療的觀念，未來在臨床時就可以直接運用，幫助病人。」

陳一銘身為精準醫學中心執行長，更能感受到醫師們的轉變。

例如心導管手術後都要服用的抗血小板藥物，臺灣有 2% 的人代謝比較慢，血管容易栓塞，有了基因檢測，就可以直接換上二線抗血小板藥物，減少併發症。他指出，「一開始推廣時，醫師們還會有些疑慮，但在臨床幾次嘗試後慢慢可以接受，也逐漸成為常態。」

中榮精準醫療在臨床上目前已經開設五十個基因檢測項目，讓醫師依需要勾選，協助病人針對疾病做基因檢測。

「中榮透過一連串教育訓練課程，讓整個醫療團隊包括各科室的醫事人員甚至行政人員，都了解全院推動的精準醫療計畫，」傅雲慶指出，「中榮不僅準備好為病人提供個人化精準照護，也正全力推展全方位的精準醫療。」

精進檢測技術與開發新藥

在短中期目標上，中榮將發展更進步的基因定序技術與多基因風險分析演算法，並把這些先進的檢測技術廣泛運用到臨床照護上。

比如早發性中風案例，中榮希望從單基因位點進步到多基因風險技術，找出

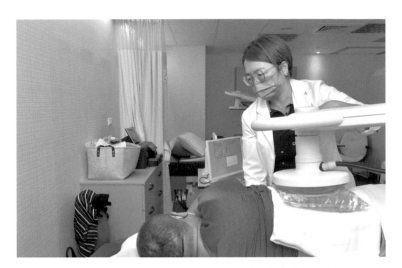

▲腫瘤醫學中心引進全臺唯一能局部、深層加熱的熱治療儀，提供癌症患者個別的精準性治療。

有潛在遺傳性疾病風險的患者與家族成員，提供適切的醫療照護與遺傳諮詢，真正做到精準個人化預防醫學。

藥物開發也和精準醫學密不可分，隨著基因研究解碼，大量生物數據進行演算解譯的生物資訊分析，為開發新藥提供更多可能，傅雲慶有信心地期許，「中榮成為中興大學的教學醫院後，中興頂尖的生物醫學將成為強而有力的後盾，結合中榮的優良臨床實務，攜手合作，可望開發出新藥物。」

放眼未來，精準醫療勢必不斷為全球醫療帶來創新變革，中榮將整合人才，持續與國際合作，結合基因資訊、電子病歷及醫學影像資料，進行精準醫學的研究、開發新藥，造福國人的健康，也提升臺灣精準醫療的國際地位。

深耕國際醫療
展現臺灣優質軟實力

臺中榮總照護病人的心不分國界，
除了援助諾魯十四年，成功改善其國民三高問題，
關懷的心也跨向越南、菲律賓、柬埔寨、馬來西亞等國。

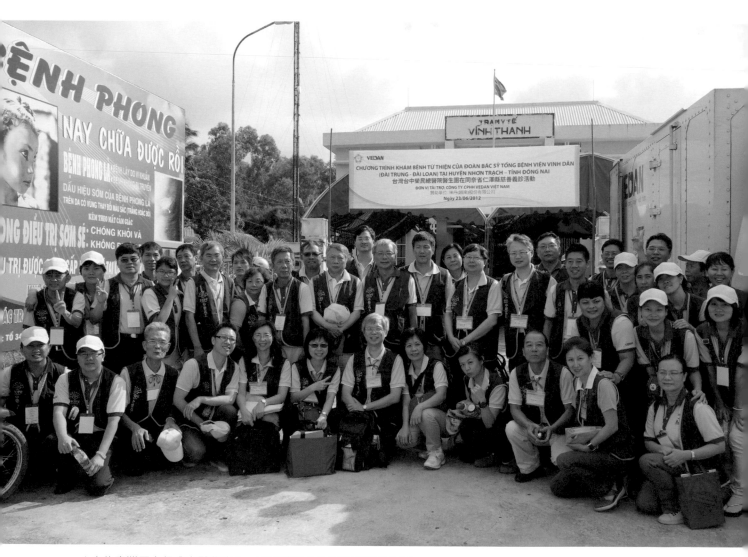

▲身為臺灣國家級公立醫學中心，中榮積極投入國際醫療的行列。

近年來，國際醫療在許多國家已經逐步發展成一項新興產業，臺灣醫療品質高、技術先進且價格合理，發展國際醫療具有相當的競爭力。

2007 年 7 月，行政院通過「醫療服務國際化旗艦計畫」，將國際醫療服務列為經濟發展的重點項目之一，期望透過提供優質的國際醫療服務，讓世界更認識臺灣。

中榮身為臺灣國家級公立醫學中心，積極投入國際醫療的行列，將臺灣的優質醫療軟實力推廣至全世界。

整合資源，永續服務發展

2007 年，中榮設置「國際醫學交流合作中心」，2008 年更名為「國際醫療中心」，分為「醫療服務組」、「公共關係組」、「教育訓練暨研究發展組」三組，以服務、教學與研究等進行國際合作，推動國際醫療工作。

舉凡跨國的醫療事務，都能透過國際醫療中心予以協助，包括海外國人需要醫療緊急救助返臺就醫，像是臺商在越南中風、菲律賓工廠爆炸燒燙傷，中榮國際醫療中心都在第一時間提供最迅速、安全的服務；又或是在臺的外籍人士有緊急醫療需求，如移工或外籍學生就醫，面臨個人無法自行處理的情況，如捷克留學生在臺就讀時，發現罹患罕

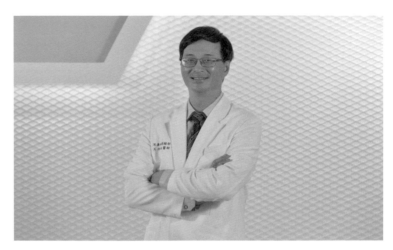

▲國際醫療中心主任王仲祺表示，因應海外醫療需求的增加，中榮規劃成立專責國際醫療病房，提供高品質的國際醫療服務。

見的遺傳疾病威爾氏症，中榮國際醫療中心立即伸出援手，協助翻譯、聯繫在臺文化辦事處等各項事宜。

原先國際醫療中心成立時，是以促進與國際社會的醫療專業交流合作為主，依據各醫療單位需求，協助規劃相關事宜，舉行參訪，與國外大學、醫學中心簽訂合作備忘錄、參與國際會議，以及國外醫事人員來臺進修等；另一部分則是遠赴國外進行人道救援，包括醫療援助、急難救助邦交國等。

為達到國際醫療業務永續發展，2021 年，院長陳適安整合內外部資源，將國際醫療中心提升為一級單位，設置中心主任，改編為「國際醫療服務組」、「國際合作推展組」、「國際行政事務組」。

「隨著臺灣更為國際化，外籍人士在臺灣的醫療服務愈來愈重要，相關醫療需

求也愈來愈多，」中榮國際醫療中心主任王仲祺指出，因為外籍人士在臺灣受到良好的醫療服務，促使在其母國找不到適合醫療資源的病人，慕名跨海到中榮求醫，「因應海外醫療需求的增加，國際醫療中心規劃成立專責國際醫療病房，以提供高品質的國際醫療服務為目標。」

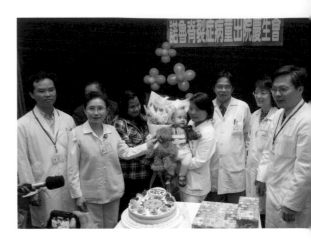

▲諾魯的脊裂症病童於中榮進行手術治療後，順利出院返國。

援助諾魯十四年

一直以來，中榮不遺餘力為需要醫療援助的國家伸出援手，善盡國際醫療人道援助責任，深耕十四年的諾魯共和國醫療計畫是最好例子。從 2008 年起，中榮就與臺灣外交部及衛生署、諾魯衛生部合作，派遣常駐醫師及各科別組成的行動醫療團支援諾魯，十多年不間斷，捐贈醫療衛材、藥品、醫療儀器，提升該國醫療及診斷功能，並協助諾魯醫事人員專業訓練，建置醫療流程標準化，以及協助重症病人轉診來臺就醫，深受諾魯政府及人民的肯定。

成功改善三高問題

預防勝於治療是保持健康的最佳策略，中榮也教育諾魯民眾醫療知識與強化生活型態的認知。

諾魯人民肥胖、糖尿病及高血壓等慢性病人口比例高，其肥胖及糖尿病盛行率均排行世界前十名，尤其糖尿病更是他們健康的最大隱憂，許多民眾在診斷出糖尿病時就已經有併發症，這些相關併發症是最常見的死因或失能原因。

中榮派任常駐醫師在諾魯公衛中心，負責慢性疾病治療衛教及一般常見疾病處理，建立健康促進及整合性照護模式，強化非傳染病照護及營養衛教，使肥胖人口及高血壓盛行率平緩下降，有效改善慢性病危險因子。

在中榮積極協助下，諾魯三高問題慢慢獲得改善，諾魯男性平均壽命從 2002 年的 55 歲到 2017 年提高至 58 歲，女性平均壽命更是從 57 歲提升到 66 歲。

協助抗疫 Taiwan Can Help

這些年來，中榮在諾魯推展「渥太華

戒菸模式」，大幅降低了吸菸人口，當地吸菸率從 2000 年的七成降到 2015 年的五成，預估 2025 年更可望降至四成，這項成果獲得 2019 年全球無菸醫院國際金獎的肯定。

2019 年，全球暴發新冠疫情，中榮更成功展現「Taiwan can help, and Taiwan is helping」的精神，除了提供諾魯防疫物資，並協助規劃當地負壓隔離病房、COVID-19 疫苗施打，讓諾魯在 2020 年至 2021 年間，成為少數新冠肺炎零確診國家。

在新冠疫情期間，中榮仍持續派遣常駐醫師，捐贈抗原快篩試劑、病床、洗腎機、額溫槍及各式防疫防護裝備，另結合民間科技企業，捐贈遠距醫療設備與系統，確保諾魯的醫療不中斷。

開啟直航專機，轉診急重症病人

然而，也因為受到新冠疫情影響，諾魯急重症病人無法轉診至鄰近國家就醫，中榮和外交部合作，首度開啟直航醫療專機，將病人直接轉診至中榮就醫，共計三梯次，協助 104 位病人，迄 2022 年 8 月，已有 103 位病人順利完成治療返回諾魯。

第一次的直航醫療專機中，有兩位無

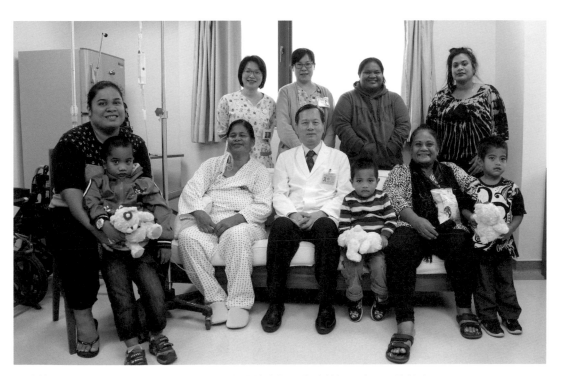

▲中榮協助友邦諾魯病人轉診就醫，因治療成效良好，有助於拓展我國國際外交。

法到鄰近國家購買輔具、也無人員前往諾魯為其測量的截肢患者，透過中榮的協助配戴義肢，復健訓練成效良好。

其中一位病人安東尼，體重破百，行動不便，必須動用起重機才能進行復健訓練，在中榮復健科積極協助下，三個月後成功減重三十公斤，並能自行配戴義肢，「在離開臺灣前，他還特別說要外出，自己走路去買東西，」王仲祺深切感受到病人重獲行動能力的喜悅。

學術研究支援也不遺餘力，中榮協助諾魯醫師進行學術研究，呈現具體成果、研究構想及計畫書，歷年來已經累積八篇研究成果，在醫療年會、期刊，甚至世界醫院大會上發表。

照護越南偏鄉及臺商

不只協助太平洋友邦諾魯，中榮也結合民間團體，前往越南、泰北、菲律賓、蒙古、尼泊爾、新疆、印度等國義診。

2012 年至 2019 年，中榮與企業合作，時任院長李三剛、許惠恒幾乎都親自帶領中榮行動醫療團隊，前往越南同奈省等醫療資源缺乏的地區義診，照顧當地民眾及臺商健康，對亟需醫療資源的偏鄉民眾是莫大的助益。

2018 年起，中榮加入衛生福利部的新南向「一國一中心」計畫的行列，深耕越南義診及各項交流合作。

2018 年，中榮於越南設立「臺灣民眾健康照護聯合門診中心」，提供臺商預約門診的綠色通道，有專屬門診空間及中文翻譯，必要時可同步視訊中榮醫師參與診斷，採雙主治醫師模式，遇到緊急需求還能配合協助醫療專機，把握黃金時間，跨國守護臺商的健康。

中榮不僅成為六萬多常駐越南的臺商醫療照護的最大後盾，也以世界級的醫療服務增加臺灣國際醫療能見度，開啟兩國醫衛合作，強化產業鏈結，成為新南向政策中的表率。

中榮團隊不斷致力於國際健康推動與深耕，豐碩的成果更讓中榮獲得第 1 屆團體國際健康促進傑出貢獻獎、第 7 屆國際醫療典範獎，以及兩次 SNQ 國家品質標章等殊榮。

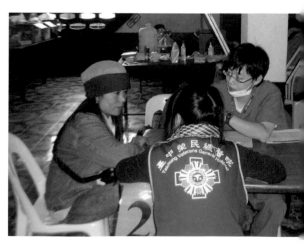

▲不只協助友邦，中榮也結合民間團體，前往越南、泰北、菲律賓、蒙古、尼泊爾、新疆、印度等地義診。

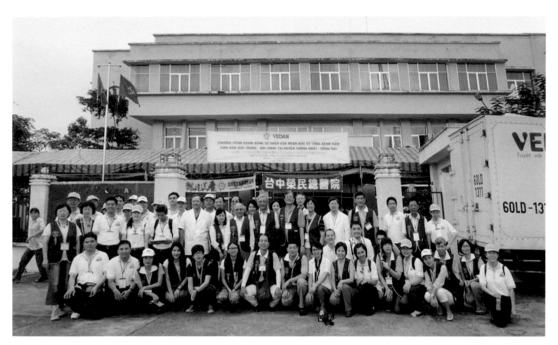

▲醫療拚新南向，2018 年，中榮在越南設立臺灣民眾健康照護聯合門診中心。

跨國救助罕難疾病

　　中榮在跨國醫療援助上，更是留下了許多感人的篇章。

柬埔寨女孩揮別象臂

　　2010 年，被稱為「象臂女孩」的柬埔寨女童瑞君妮，因為罹患罕見疾病先天性血管異常合併骨肥大症候群，右手臂血管及骨骼都畸形發展，足足比正常手臂大了三倍，當時她小小的身軀，手臂卻腫大到舉不起來。

　　瑞君妮兩歲時被臺灣醫療志工發現，協助來臺就醫，中榮集合整形外科、兒童醫學外科、心臟血管外科、兒童醫學中心、放射線部、護理部及社工室等，召開專案小組。當時血管瘤幾乎已經危及瑞君妮的性命，但中榮醫療團隊沒有選擇截肢，而是改用內科藥物減緩畸形細胞生長，加上手術治療，讓手臂慢慢恢復功能。瑞君妮因此重獲新生，不再為象臂所苦。

馬國血癌男童重獲新生

　　而馬來西亞男童恒恒，出生六週就被診斷出罹患嬰幼兒型急性淋巴性白血病，儘管接受化療但卻不順利，反覆感染及產生併發症。當地醫師建議恒恒的

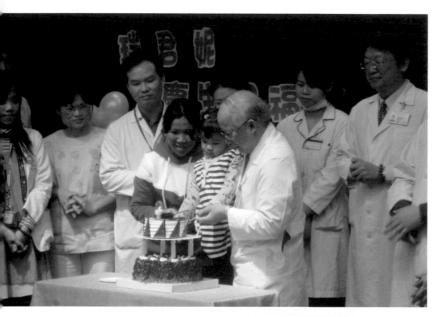

▲柬埔寨象臂女孩瑞君妮於中榮接受治療，重獲新生。

爸媽放棄治療，但恒恒的爸媽不放棄任何一絲希望，在當地慈善基金會協助下，募集醫療費後，在 2019 年 11 月到中榮就醫。

由中榮兒童醫學中心血液腫瘤科主任黃芳亮帶領團隊，歷經一年多的治療，恒恒復發的血癌細胞順利被清除，也控制治療時期的感染併發症，更在臺灣配對到人類白血球抗原（HLA）相容性 6/6 全合的臍帶血造血幹細胞，在 2020 年 3 月接受異體臍帶血幹細胞移植，順利轉殖了造血幹細胞。

治療過程中，恒恒發生移植後罕見會致命的合併症「肝靜脈阻塞」，出現嚴重腹脹、腹水、黃疸，經過施打肝靜脈阻塞疾病特效藥及每天腹水穿刺放液，才控制住病情。

在醫治恒恒的過程中，面對種種困難棘手的情況，黃芳亮都堅定地說：「只要我們醫師手中還有武器，就不會放棄救治。」看到恒恒術後可以扶著牆走路時，讓黃芳亮相當感動。

2021 年恒恒康復，一家人返回馬來西亞，回歸正常生活。這段恒恒全家跨海到中榮求醫的感人醫療事蹟，也成為外交部爭取臺灣加入世界衛生大會的宣傳影片。

設立專責病房

中榮具有多項適合發展國際醫療特色的項目，如心房顫動冷凍消融手術、創新介入性心導管手術、雷納生機械手臂手術、達文西機械手臂手術等，還有人工生殖、癌症治療、免疫風濕治療、骨關節置換等，都能提供高品質的跨國醫療及照護服務。有許多外國籍病人，期望跨海來中榮尋求醫療協助，然而一般病床的占床率高達九成以上，無法大量收治國際病人。

為了擴大國際醫療收治量能，中榮在興建中的第三醫療大樓，規劃設置專責國際醫療病房共計有 47 床，提供國際病人良好的治療環境，也同時避免排擠到國人的就醫需求，預計在 2027 年完工啟用。

擴大人才培訓、拓展遠距醫療

中榮有許多醫療項目均為世界級頂尖水準,如 2004 年透過心臟內超音波監視,完成臺灣首例免開刀、免全身麻醉關閉心房中膈缺損,此後繼續寫下許多心導管免開刀治療先例。近十年來,中榮使用經口達文西手術微創治療口咽癌、下咽癌、喉癌成果斐然,經口微創全喉切除術更發表於國際知名醫學期刊上,是全球案例最多、成功率 100%的醫學中心。

從 2007 年開始,中榮接受來自全球 25 個國家、35 個科別,共有 154 人次的國外醫事人員訓練。目前,開設多達 53 項特色訓練課程,涵蓋 26 個科別,提供海外醫衛人員長期來臺訓練,分享中榮的醫療專業,也透過擴大國際人才來臺培訓,拓展臺灣優質的醫衛國際影響力。

中榮更積極推動國際遠距智慧醫療,縮短跨國間的醫療距離。2021 年,完成首創「5G 心導管高解析影像遠距傳輸暨行動會診系統示範研討會」、臺灣首例「達文西手術 5G 遠程協作」,多元運用 5G 科技於遠距醫療及臨床指導,並持續與越南胡志明醫藥大學醫學中心合作,舉辦 5G 遠距手術研討會及工作坊等。

未來,中榮將持續透過各項智慧醫療,擴大遠距醫療,如運用捐贈諾魯的遠距醫療設備,在臺灣就能遠距監控心跳、血壓等,也可讓在海外工作或居住的國人透過穿戴裝置,即時傳遞生理數據給中榮國際醫療中心確認生理狀況、即時掌握健康警訊,讓醫療服務徹底打破國界空間限制。

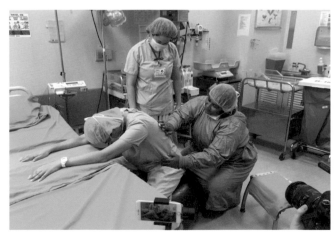

▲中榮目前開設多達 53 項特色訓練課程,涵蓋 26 個科別,提供海外醫衛人員長期來臺訓練。

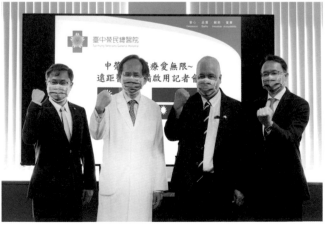

▲中榮將持續透過各項智慧醫療,擴大遠距醫療,讓醫療服務徹底打破國界的空間限制。

卓越

臺中榮總深受中部地區民眾的信賴，

是各臨床部科、行政單位共同努力的成果，

未來，這支實力堅強的團隊，

將以提供更優質的醫療服務為目標，

大步向前邁進。

內科部
致力創新醫療服務

內科部各次專科主治醫師學有專長、醫術精湛，同時熱心於教學及研究，且致力提供最佳的醫療服務。未來，將持續發展尖端醫療、智慧醫療和再生醫學等創新治療，追求在國際舞台上發光發熱。

▌腎臟科

腎臟科的「智能化收案整合照護資訊系統」，簡化照護流程，首創依健康識能確保標準照護並衛教病人，2018 年獲國民健康署「腎臟病健康促進機構—醫學中心典範獎」。智能化血液透析排程系統，獲 2019 年醫策會智慧服務流程優良標章。「智能化腹膜透析數位衛教平台」，線上學習換液，大幅降低腹膜炎發生率，獲 2019 臺灣醫療品質協會銀品獎。研發「急性腎損傷警示系統」，早期偵測、即時轉介、減少傷害。以

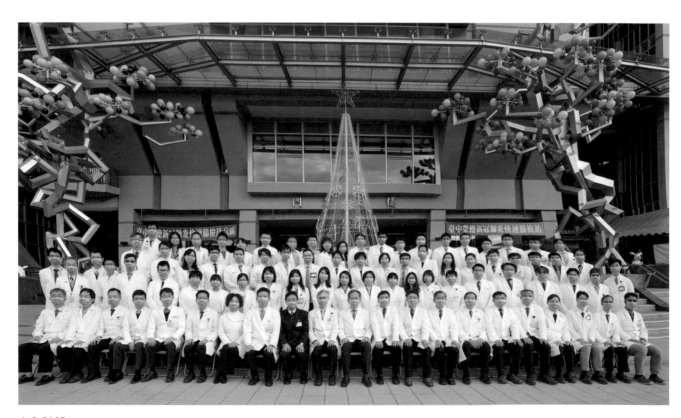

▲內科部

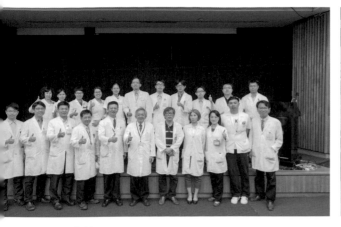
▲腎臟科

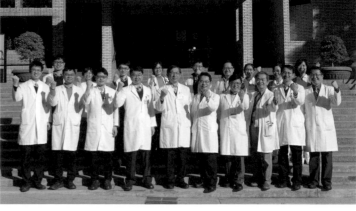
▲胸腔內科

「見微知著—以腎臟切片檢查抽絲剝繭探尋腎臟疾病」，獲 2021 年 SNQ 國家品質標章認證。

中榮是中臺灣第一家腎臟移植醫院，導入「智能化的藥物監控」增加順從性，減少排斥或藥物毒性發生，提升移植腎長期存活。推廣活體腎臟移植，挑戰高風險個案成就斐然，以「值得信賴的腎臟移植團隊」榮獲 SNQ 國家品質標章，為全國第一家醫策會認證之腎臟病品質照護醫院，2021 年榮獲國家醫療品質獎的腎臟科特色中心。

胸腔內科

為診斷潛伏結核感染及建構治療模式的先驅，致力建構非結核分枝桿菌的鑑定及藥敏檢測方式，目前為提供全臺各大醫院進行菌株鑑定及藥敏測試的主要醫院，並成立全國唯一「分枝桿菌診治中心」，成為分枝桿菌感染轉診及諮詢平台。

建立慢性阻塞性肺病（COPD）標準化照護流程，照護團隊通過醫策會照護品質認證，更於 2021 年獲台灣健康照護品質管理競賽機構組病人流項目金獎。

針對睡眠呼吸障礙發展快速篩檢模式，並連續獲得台灣睡眠醫學學會「專業睡眠機構」認證，成立整合性「睡眠呼吸障礙照護中心」，成為國內睡眠專業標竿。

肺癌方面致力於參與國際臨床試驗，許多臨床試驗收案數居全臺之冠，於全球也名列前茅，讓中榮成為許多新藥臨床試驗首選的研究合作機構，並成立「肺癌整合照護暨研究中心」，為病人提供全方位整合性照護。

高壓氧治療中心增購美國單人高壓氧艙，服務重症與亟需治療的病人，並積極辦理高壓氧學術研討會，全面提升研究量能及學術地位。

未來將在既有基礎上推動各領域的尖端醫療，並結合人工智慧，為全臺民眾提供最高端的醫療服務。

呼吸治療科

與資訊室合作開發呼吸器連線傳輸系統，完成呼吸器與設備之介接與病歷電子化，建置管理資訊平台，並進一步架設臨床智能化呼吸照護系統。同時推廣急性呼吸窘迫症候群（ARDS）輔助決策的實務應用，建構全新疾病智慧資訊管理平台以執行疾病管理——ARDS 個案管理。更首創臺灣儀器管理系統，兼具呼吸器管理及計價功能，以便因應健保給付規定的變更。

結合重症資料庫，發展人工智慧運算，已完成

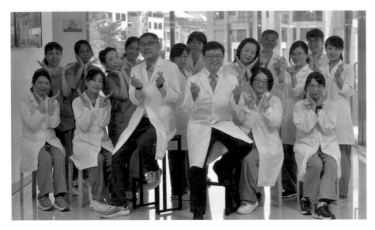
▲呼吸治療科

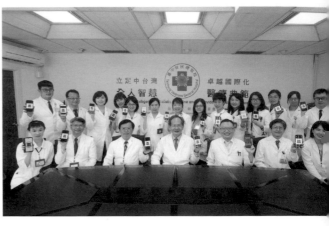
▲感染科

「急性呼吸窘迫症候群」、「呼吸器使用病人長期預後」、「呼吸器脫離預測」、「呼吸器依賴病人脫離預測」等模組，除了發表論文、申請專利外，現正在進行落地驗證等工作。

將以中榮數據為基準點，並善用內外部的資料，搭配合適新科技（如大數據、人工智慧）創造更高價值，提高智慧醫療運用於臨床的效益。

▌感染科

為全臺灣第一座以醫院為中心的次世代基因體診斷研究中心，以診斷不明感染源之感染症及快速傳播的新興感染症，探討細菌抗藥性機轉、調查細菌與病毒之流行病學與傳播、研究病原與宿主的交互作用，提供快速精確的感染症診斷。

曾進行亞洲首次利用非經培養的奈米孔定序技術，成功鑑定出克雷伯氏肺炎桿菌及其帶有的抗藥性基因。更以基因編輯驗證多重抗藥機制，並以總體基因體定序分析深部膿瘍內之微生物多樣性，為臺灣首例。其後，以機器學習解決微生物三代定序之系統誤差率，進而取得高品質的微生物基因體結果，供下游病原分析，為世界先驅。

面對多元感染病原與多重抗藥的威脅，目前亟需發展精準的基因分析工具以做為規劃介入措施的依據，將致力於開發進階定序與分析工具，進而與臨床連結，以期造福更多病人。

▌胃腸肝膽科

擁有完備的胃腸道蠕動功能檢查設備，積極推展胃腸功能研究，造福許多相關功能障礙的病人。除一般傳統檢查外，也提供無痛鏡檢，並引進內視鏡高階治療技術，大幅提升醫療品質。

肝病防治中心提供肝臟疾病諮詢各類相關服務及社區宣導活動，近年持續引進先進儀器，以數據化形式呈現肝臟纖維化或硬化程度，提供醫師診斷治療方針；在肝癌治療方面，肝癌微創局部消融術成功率近 100%。

內視鏡中心大規模改裝後，未來除了服務量增多外，亦可利用高品質視訊設備舉辦國內外內視鏡現場實作研討會，精進研究量能與服務品質。

肝病中心積極參與全球多中心抗病毒藥物臨床試驗，也是中部地區嚴重肝病轉診的重鎮；近五年以肝癌免疫藥物臨床試驗為主，未來將朝向發展肝癌細胞治療與肝硬化再生醫療。

▌血液腫瘤科

中榮過去以首例異體造血幹細胞移植於該領域

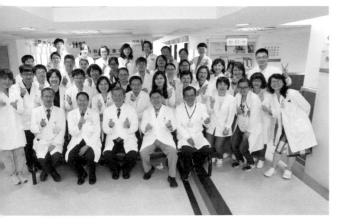
▲胃腸肝膽科

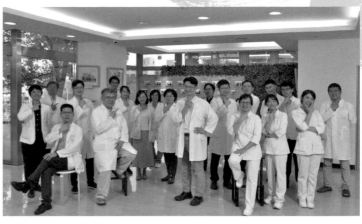
▲血液腫瘤科

擁有不可取代的地位，並於 2015 年進行首例半吻合造血幹細胞移植，將移植前後使用抗巨細胞病毒藥物預防感染列入移植標準照護中，獲得 SNQ 國家品質標章認證。2021 年成立任務編組制的骨髓移植中心，提供移植病人全方位專業照顧。

擁有中臺灣唯一關於急性骨髓性白血病的基因檢測平台，同時配合中央研究院進行「臺灣精準醫療計畫」，研擬可能的治療選擇。

為增加醫病互動，投入研發專門 APP 供移植病人使用，也幫助醫師更能掌握患者狀況；同時禮聘富有細胞治療經驗的醫師共享經驗，讓醫師們得以掌握更多樣的治療方式。科內每月都會進行研究會議，由研究顧問協助，帶領開拓學術成果；此外，更與各大院校有多個共同合作及研究計畫，目前皆同步進行中。

新陳代謝科

以推動中榮新陳代謝科國際化為目標，2017 年12 月獲國際糖尿病聯盟（IDF）大會認可，成為臺灣唯一得到國際糖尿病聯盟衛教中心及卓越糖尿病中心雙認證的單位，更配合國家醫療外交政策，積極參與邦交國各項支援。

致力於改善全院住院血糖管理，建立全院住院血糖管理儀表板，榮獲 2020 年 SNQ 國家品質標章銀獎。協助完成全院糖尿病照護的整合，並於 2020 年 2 月通過醫策會糖尿病疾病照護品質認證。在內分泌領域，推動即時超音波指引的甲狀腺穿刺技術，完成中臺灣第一例由內分泌新陳代謝科醫師執行的甲狀腺消融手術，並致力於甲狀腺的整合照護與新的甲狀腺治療技術。

過敏免疫風濕科

為全臺免疫風濕科專科醫師的搖籃，多數醫師皆來自於此。

於 2017 年榮獲亞太風濕病醫學會卓越風濕科中心第二名，是臺灣首次榮獲此殊榮。於 2021 年全球免疫風濕領域之論文發表件數，中榮位居全國第一、全球第七。

成立臺灣第一個全身性紅斑性狼瘡的病友會，參與亞太跨國全身性紅斑性狼瘡世代研究，是目前收案最多的醫學中心；首創國內僵直性脊椎炎智慧個案管理系統，並已取得專利，持續推廣標準化評估疾病。

由於重度異位性皮膚炎仍有許多未達成的醫療需求及研究目標，目前正進行重度異位性皮膚炎管理計畫，除了基本的疾病活動度登錄外，也與

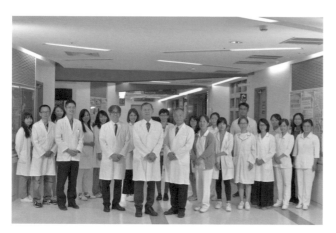

▲新陳代謝科

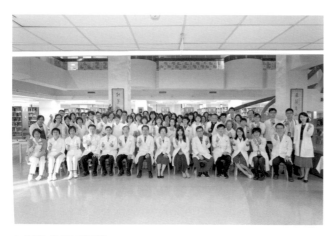

▲過敏免疫風濕科

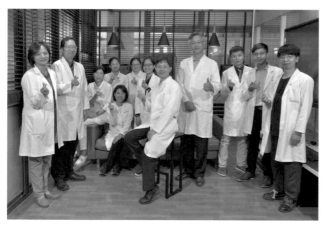

▲一般內科

科技部及中興大學聯手研究空汙與異位性皮膚炎的關聯性，並由介入改善環境觀察對疾病活動度的改變，可為日後建立相關研究模式的開端。

未來將持續精進過敏免疫風濕科臨床、研究及教育三大面向，積極與全球相關醫學中心接軌及合作，朝世界一流過敏免疫風濕醫學中心邁進。

▌一般內科

為矯正國內醫師訓練過早次專科化之缺點，2006 年行政院衛生署提出改革計畫，將「一般醫學內科訓練示範中心」做為一般醫學內科訓練的典範，由中榮一般醫學內科科主任擔任示範中心主任，並於 2012 年由醫策會指定，中榮為畢業後一般醫學訓練的標竿醫院。

近年跟隨一般醫學教育發展不斷進步，建構完善網路教學平台及 e 化學習護照系統，制訂學員專業度評量表，並將 EPA（Entrustable Professional Activity）與學習里程碑（Milestone）連結，以便即時發現學員問題並啟動輔導機制。

在後疫情時代下，積極發展特色教學，增進課程雙向回饋即時性及實用性，並運用於平日教學及師資培訓課程中。在臨床技能方面，推廣 POCUS（Point-of-Care Ultrasound）超音波教學，使完成訓練的醫師具備獨立操作能力，運用在各醫療領域中。

未來，期許延續過去的光榮傳統，並規劃整合教學部資源，結合人工智慧訂定教學創新計畫，以團隊方式強化臨床教學，結合護理端推動病房安全；研究方面則利用跨科別的團隊合作方式，激盪出更多研究題材。

外科部
教學相長，凝聚外科實力

外科部歷經六位主任，從制訂各種制度規範、完成醫院評鑑、落實住院醫師訓練，到戮力改善軟硬體環境，爭取彌補人力缺口，不僅堪稱中部醫界的搖籃，更以提升中部醫療水準為目標。

▌一般外科

開院迄今已累積近五千例肝臟切除個案，是中部地區唯一兼備兒童及成人肝臟移植的醫學中心。2012 年開始發展達文西機械手臂輔助上消化道手術，其中又以輔助胰臟切除手術量位居全國第二；自 2013 年起與中山醫學大學營養所研究室合作，進行肝癌病人營養狀況分析、氧化壓力及抗氧化能力的臨床研究計畫。

除了本科醫療特色以外，規劃「胰臟與內分泌外科團隊」及「胃腸與減重外科團隊」的人力與重點業務發展藍圖，並透過與國內外相關醫學中

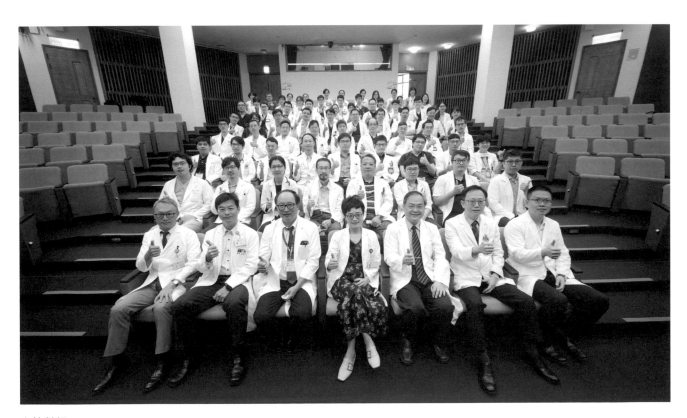

▲外科部

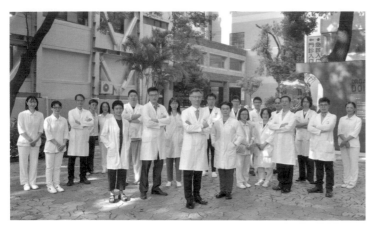
▲一般外科

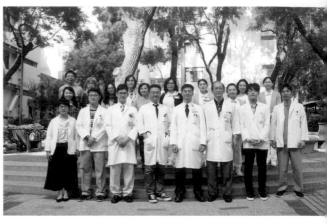
▲胸腔外科

心交流，期望在手術技術、臨床照護及團隊合作各方面裝備團隊臨床的實力與品質。在教學研究方面，定期將臨床成果於傳播媒體、國內外研討會及論文期刊發表；另外，積極拓展與大學院所相關科系合作，以期開發臨床研究的廣度。

胸腔外科

主要服務範圍包括氣管、肺、食道、縱膈腔的良、惡性腫瘤切除與治療。率先完成胸腔鏡肺葉切除及食道切除等手術，發展出獨步全球之經劍突軟骨下行胸腔鏡胸腺摘除技術，更進一步發展倒序式食道切除術，為病人提供更佳的治療選擇。

此外，胸廓異常、食道化學性灼傷、破裂、狹窄等疾病亦有豐富之治療經驗。近十年來，胸腔鏡微創手術已大量取代傳統開胸手術，顯著減少病人術後疼痛，加速術後復原及外觀的改善。

為增進臨床診斷及治療進步，引進最新的導航支氣管定位系統及影像模擬系統，使胸腔鏡手術在微創的基礎上向精準醫療提升。

未來，除了注重臨床服務之外，亦重視胸腔疾病的研究及治療，持續進行科技部等各項研究計畫、邀請國際客座教授，與國際接軌；在人才培育方面，依各級醫師規劃國內外長短期進修及基礎研究，期望提供更適切的治療與臨床照護。

大腸直腸外科

主要服務範圍包括大腸直腸良性與惡性腫瘤、肛門相關疾患等。自 1998 年以來，致力於發展微創手術，目前腹腔鏡手術與達文西機械手臂腹部手術的品質與案例量為臺灣箇中翹楚，在國內首先執行肛門內視鏡顯微手術，亦為國內腹腔鏡大腸直腸手術最早發展的中心，近來更進一步發展機械手臂微創手術系統，於 2021 年 12 月獲得國內第一個認證達文西手術觀摩中心。

結合各專科領域，成立大腸直腸癌多專科團隊，以達最佳治療效果，並於 2021 年 10 月成為國內唯一獲得術後加速康復流程（ERAS）國際認證之醫院，減輕患者術後不適，降低併發症。

國內外皆持續有多次手術實況演示與學術交流，提供優質醫療服務，未來將持續精進發展。

泌尿外科

引領中部地區泌尿醫學發展，許多領先群倫的泌尿相關處置，包括全國第一例攝護腺癌根治手術、全國第一例女性尿失禁吊帶手術、中部第一例腎臟移植手術、中部第一例腹腔鏡膀胱切除手

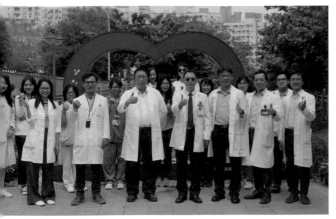

▲大腸直腸外科

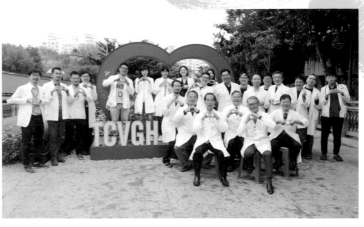

▲泌尿外科

術、中部第一例人工膀胱手術、中部第一例腹腔鏡及機器人攝護腺癌根除術等。

全國首創泌尿科醫師自行施行化學治療、免疫治療、荷爾蒙治療及標靶治療。針對攝護腺癌手術前後整合性衛教,幫助患者克服恐懼,早日恢復健康。設立由醫師主導之兩性和諧促進中心,以專業醫療的角度,提供兩性關係協調之平台。

以發展尖端及最新的醫療技術為目標,完備泌尿系統疾患相關領域醫療服務,並與國內外知名醫療機構接軌連結,積極參與泌尿醫學相關之國內外醫學會組織活動,深化與國內外專家合作模式,提升醫療教學及服務的國際能見度。

未來將繼續深化區域合作模式,聯合中部地區醫學中心及區域醫院,推廣教學相長的理想,分享醫療技術成果,提升區域治療水準。亦將透過國內外進修管道積極訓練專業人才,進一步提供中部地區泌尿科醫師再進修成長的學習環境。

▌兒童外科

以服務、教學及研究為發展三大主軸。服務方面,從創院主任成立小兒外科以來,一直秉持全人全程的照顧,與病人及家屬建立良好的醫病關係,真正做到視病猶親。

教學方面,為臺灣小兒外科醫學會核定的專科訓練單位,負責 0 至 18 歲有關頭頸、皮膚、胸腔、腹腔含消化、生殖泌尿系統及直腸肛門等疾病之診治,手術個案數及微創技術精進,可提供受訓醫師完整的學習、實作與經驗累積。

研究方面,目前專科醫師均取得部定教職並積極進修,更與院內研究部及各大院校合作,針對生醫材料表面處理、生醫感測器、3D 列印、奈米材料等主題進行各式研究計畫及期刊論文發表,促成學科領域間相互合作。

持續以守護臺灣中部地區兒童健康為己任,積極參與國內外醫學會並發表論文,以保持國內小兒外科學界的學術討論風氣與活力,同時不藏私地分享臨床經驗,與國內甚至國際各團隊共同成長。將陸續引入創新手術及治療方式,如機械手臂手術、精準醫療預測疾病預後、人工智慧輔助診斷系統研發,以及各種生醫材料的研究與應用等,持續不懈地學習與精進。

▌整形外科

開啟中部地區整形外科醫療系統化發展,燒傷中心主要負責以自體皮膚移植手術重建大面積燒傷患者,再強化生理功能監測,提升治癒率。

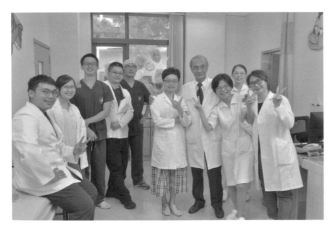

▲兒童外科

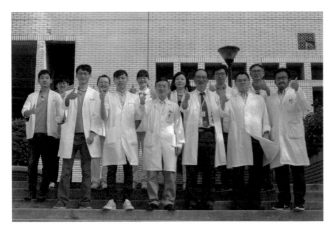

▲整形外科

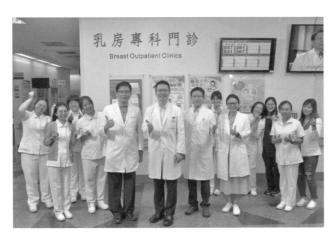

▲乳房腫瘤外科

致力發展頭頸部腫瘤切除後的顯微重建、手外科及達文西手術等尖端手術，也收治先天畸形、血管瘤、手指風濕性關節畸形等複雜病人。

成立顯微技術訓練中心，以成為中部地區重建顯微重鎮為目標，並執行各項顯微重建工作；積極開展超顯微手術，幫助患者獲得較佳的治療。

應用達文西機械手臂進行開發及創新微創手術，同時將 3D 列印醫療技術應用於頭頸部腫瘤的切除、顏面骨折、先天畸形如小耳症等重建手術上，以提供病人更優質的醫療照顧。

乳房腫瘤外科

從門診、化療、住院、病友服務、創新作為等，提供中部民眾更全面的乳房專科醫療。

藉由客製化療諮詢與化療團體衛教，減少病人焦慮，以提升病人及其家屬的居家照顧能力。同時為使病友有信任及安定感，積極辦理各項支持性活動。

以醫療共享決策（SDM）及新式手術治療選擇，讓病人能在進行醫療決策前與醫護人員共享現有的實證醫療結果，提供所有可供考量的選擇，進而增進病人的生活品質。

未來將招募優秀醫師加入，強化人才培育；並積極推動建立中部地區最大規模的人體研究資料庫，發展乳癌防治及治療之新技術。

整合乳癌相關部科及服務，發展收案、檢查、診治等一條龍式服務模式，朝新式乳癌手術發展為目標，建立中部地區乳癌治療創新領導團隊。

與中部地區各大醫學中心共同合作，打造區域完善之乳癌聯合服務網。

骨科部
精進手術
發展智慧應用

骨科部分為脊椎外科、關節重建科、骨折創傷科、骨病科、運動醫學科、手足骨外科等六個次專科，分科發展完整且均衡。1983 年主任李土生引進 AO trauma。2021 年 6 月底，通過醫策會人工關節置換品質認證評鑑，是中部醫學中心第一個通過認證的照護團隊。

特點

脊椎外科推行前位及前側位脊椎手術多年，開啟國內施行相關手術之風氣並聞名全國。是目前全國醫學中心中能常規施行各式脊椎手術的單位，包含前位、前側位、經孔後側位、後位脊椎手術，可搭配微創內視鏡及雷納生機械手臂脊椎手術，亦可施行完整程式之脊椎截骨手術（含胸椎及腰椎之全脊椎切除手術）。首創結合微創腹式脊椎融合手術與機械手臂導航植釘技術，並用於治療脊椎高度滑脫與脊椎嚴重變形。

運動醫學科積極發展特色微創關節鏡手術，其中肩關節鏡微創手術案件，居全國之冠。

積極發展新型智慧醫療於骨科的應用，配合智慧醫療計畫，發展慣性感測儀於脊椎、關節重建及踝關節的應用，以及電腦斷層預測診斷骨質疏鬆症及髖部骨折系統。此外，與研究部積極發展有限元素分析於脊椎及骨折相關分析、3D 列印於骨科部的研發及應用，另與臨床資訊中心合作探索 OMOP 通用資料架構於骨科的應用。

展望

與國內外頂尖醫學中心及研究單位合作，爭取跨國、跨院合作案，栽培新進主治醫師，使其具有國際觀並拓展臨床應用的完整性及研究廣泛性。

持續精進脊椎外科相關手術，與骨科相關器械、醫材的開發及應用。

積極發展新型智慧醫療及 3D 列印技術於骨科的應用，建立更擬真的有限元素模型，以滿足日益複雜及高要求的研究標準。

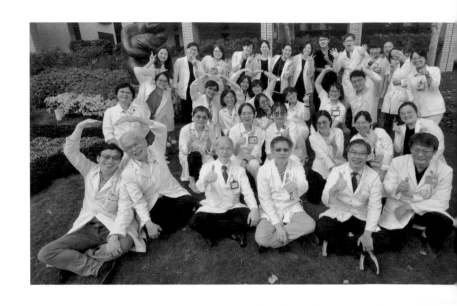

婦女醫學部
母嬰健康守護者

婦女醫學部分為婦科、高危險妊娠暨產科、生殖內分泌不孕科及遺傳優生學科,與婦癌科及婦女骨盆機能重建科兩個任務編組。

其中,婦科自 2017 年起承接多國婦癌臨床試驗,部分案例改變世界癌症治療策略;生殖內分泌不孕科為中臺灣唯一的公立人工生殖手術訓練中心。生殖內分泌不孕科、產科、婦癌科近幾年皆榮獲 SNQ 國家品質標章,遺傳優生學科榮獲 2022 年 SNQ 國家品質標章。

特點

婦科、婦癌科、婦女骨盆機能重建科應用精準醫學,並發展 AI 運用,是亞洲率先引進新式婦女骨盆重建手術之醫院。

高危險妊娠暨產科為國內外醫學中心首創、且唯一實施暫時性腎下主動脈血管鉗夾術的單位。

生殖內分泌不孕科致力發展先進的人工生殖技術,也提供胚胎著床前基因診斷,並引進智能核對系統,提高人工生殖技術的可靠性。

遺傳優生學科提供產前遺傳檢驗,包含細胞遺傳學、分子遺傳學等,也透過外院實驗室,針對特殊遺傳疾病提供特定檢查。

展望

婦科、婦癌科、婦女骨盆機能重建科,以提升達文西機械手臂、3D 腹腔鏡等的應用,與子宮內膜癌微創手術成功比率為目標,並積極引進多國臨床試驗研究計畫。

高危險妊娠暨產科計畫申請國際愛嬰醫院認證。

生殖內分泌不孕科以提高胚胎著床率,提升單一胚胎植入比率,精進卵子、胚胎及卵巢組織冷凍技術,推展癌症病人生育保存工作。

遺傳優生學科與中興大學合作「利用 AI 技術提升染色體自動分析儀的應用」的專利正在申請中,並籌建母胎醫學影像中心,結合產前遺傳諮詢與診斷工具,提供更優質的產前服務。

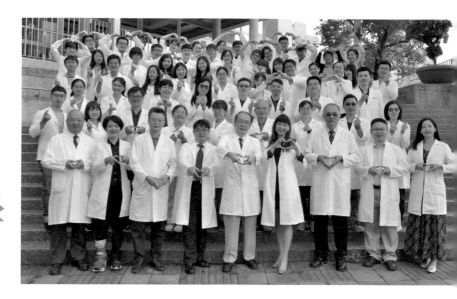

開拓影像醫學應用領域

放射線部 1989 年安裝全國第一台 1.0T 高磁場磁振造影儀，為病人提供準確影像診斷以爭取治療契機；1992 年全國首創設置影像儲傳系統（PACS），全面有效提升醫療品質；2005 年率先裝設全國第一部超過 40 列的高列偵檢器電腦斷層，開啟電腦斷層檢查更廣泛的臨床應用。

特點

全國首部高磁場磁振造影儀為中部民眾提供最先進的醫學影像診斷服務，北中南各醫學中心轉診病人到中榮接受磁振造影檢查，奠定放射線部磁振造影臨床、教學、研究及實作訓練的基礎。2005 年成立「全身磁振造影健檢中心」，啟動中臺灣發展影像醫學應用於預防醫學的先例。

全國第一部高列偵檢器電腦斷層是心臟血管的檢查利器，能夠快速、準確、無痛地評估冠狀動脈粥狀硬化後的鈣化程度與血管阻塞狀況等，有效協助早期診斷。近年來，陸續更新強化先進影像設備，至今共有 5 部電腦斷層掃描儀，是中榮臨床影像診斷最重要的關鍵。

建立全國首創 PACS 完成全院「無片化」，並積極研究影像數位化網路傳輸技術，新的 PACS 系統可遠端查閱與檢閱報告，減少傳統相片儲存的相關成本。

中榮為臺灣目前少數致力執行多方位介入性診療的醫院，主要針對頭頸部和脊髓部位的血管病變，執行血管栓塞術、血管擴張術及急性腦血管栓塞患者的血栓溶解治療，亦是有效控制肝癌的主要治療方式之一。

展望

放射線部團隊多年來建構堅實的基礎，未來將聚焦於智慧、尖端、精準醫療等主題特色發展，更將積極開發新科技的臨床應用與相關基礎醫學研究，持續於國際會議發表創新研究成果，往引領世界的目標邁進。

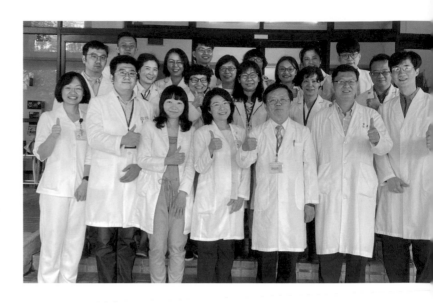

精神部

精進身心醫學
整合醫療

精神部設有一般精神科、兒童青少年精神科、老年精神科，以及社區精神醫學、成癮精神醫學、司法精神醫學分組，結合醫師、護理師、心理師、職能治療師與社工師，提供大臺中民眾完整跨專業的高品質醫療服務。

特點

高標準的精神醫療服務：擁有完善精神次專科，包括兒童、老年、社區、成癮戒治、司法精神鑑定等，並提供門診、急診、會診、急性住院、日間留院等治療服務。

特色精神醫療服務：身心醫學（失眠、焦慮、身心症）整合醫療服務，減少民眾對於精神科就醫的心理障礙；重症身心疾病整合門診，如合併三高等慢性生理疾病的整合醫療。

神經精神醫學檢查與治療：發展推動 rTMS、HRV、NIRS 尖端神經精神特色醫療，有效提升精神醫療質量，結合教學與研究發展。

公共心理衛生服務：美沙冬特別門診、一二三級戒癮門診業務、酒癮戒治、思覺失調品質改善方案、臺中市自殺防治計畫、家暴與性侵加害人處遇計畫、重大精神病社區關懷服務計畫、心智障礙與兒童性侵害司法精神鑑定等。

展望

完善精神醫學次專科：在目前基礎上，持續發展生物精神醫學、社區精神醫學、成癮精神醫學等精神醫學次專科。

持續發展特色精神醫療：精進身心醫學整合醫療服務，免除民眾精神科就醫的心理障礙；結合神經精神醫學檢查與治療 rTMS、HRV、NIRS 及新一代的生物精神醫療，提供更好醫療品質。

精準與智慧精神醫療：大數據與智慧醫療是未來發展趨勢，結合中榮與陽明交通大學智慧醫療合作計畫、科技部人工智慧主題研究專案等，積極迎向精神疾病精準醫學領域。

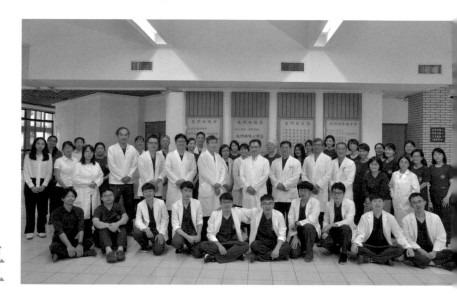

急診部

中部急重症
醫療服務樞紐

中榮為中臺灣唯一的國家級醫學中心，急診部責無旁貸參與各種緊急醫療救助任務，承接各項國家醫療政策，例如：中區緊急醫療應變中心計畫、協助偏遠旅遊地區之緊急醫療、推動急診高齡友善照護，善盡社會責任。

特點

自 2004 年起，承辦衛生署區域緊急醫療應變中心計畫，負責中部三縣市醫療人力資源的組織及訓練與啟動緊急醫療應變。2020 年至今，於疫情期間協助轄區內重症病人轉診調度，並獲頒總統府防疫國家隊獎章。

2013 年迄今，持續承接衛生福利部「提升急重症及加護病房轉診品質計畫」，強化院際合作，有效提升急救責任醫院緊急傷病患轉診效能。

致力於深耕急診智慧醫療，榮獲 2019 年第 20 屆醫療品質獎／智慧醫療類／智慧服務組／「急診照護服務流程」優良標章；積極推動高齡友善照護模式，榮獲 2021 年 SNQ 國家品質標章。

外傷醫學科擔任中苗醫療網絡後線轉診重責，全天候外傷專科醫師一線駐診於急診，成為中部地區民眾信賴的根基。

急診部設有臨床毒物科是榮總首創，負責處置蛇傷、農藥與重金屬中毒；另備有感應耦合電漿質譜儀，可早期發現重金屬暴露或中毒，進而治療。

職業醫學科成立職業傷病預防及重建中心，除了急診醫療，並開設職業病特別門診、過勞門診及職場母性健康諮詢門診。

展望

積極建置遠距醫療計畫、榮民醫療體系高齡友善品質提升計畫，並持續發展智慧醫療。培養臨床毒物與質譜專業分析人才，發展新興毒品鑑驗，以期成為國內主要中毒診治中心。爭取成為「職業傷病診治機構」及「職災勞工職能復健專業機構」，推展職災預防及職能復健之整合性需求。

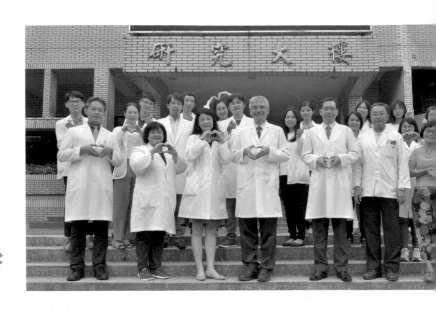

AI 輔助
守護靈魂之窗

　　眼科部成立各類門診，包括視網膜、青光眼、眼矯形、屈光、角膜、斜弱視及眼神經特別門診，在醫療或教學研究上提供專業服務。同時亦為中部地區眼科重症轉介重鎮，歷年眼科指標手術均占全年手術量三成以上。

特點

　　中區器官勸募網路責任醫院：近年來眼角膜捐贈個案與日俱增，做為中區器官勸募責任醫院，眼科部值班醫師在需要時赴中部地區各醫院摘取眼角膜，嘉惠有需要的患者。

　　參與諾魯醫療訪問團及國際醫療：每年定期派遣醫師及護理人員赴諾魯，進行一般眼科檢查治療、糖尿病黃斑部水腫眼內藥物注射及白內障手術。近兩年因新冠肺炎疫情，諾魯病人亦轉診來院接受治療。

　　全臺第一間眼外傷中心：2021 年 12 月成立全臺第一間「眼外傷中心」，以團隊模式共同照護眼外傷病人。並且定期舉辦案例檢討會議，以精進處置流程及培育後進醫師相關知識與技術。

　　特色醫療：如肉毒桿菌素注射治療斜視及眼瞼痙攣、內視鏡玻璃體切除術、眼窩減壓手術、先天性眼瞼下垂手術等，各次專科領域經驗豐富，亦整理相關資料於國內外醫學會及期刊發表。

展望

　　未來將朝四大方向發展：尖端醫療方面，持續發展 3D 與內視鏡玻璃體切除術，精進微創手術。智慧醫療方面，持續發展 AI 輔助眼科疾病的診斷，擴大成立 AI 特別門診，推動遠距醫療。精準醫療方面，發展遺傳性視網膜病變的治療，利用偵測特定基因序列的方式做出更精確的診斷。再生醫療方面，與細胞治療與再生醫學中心合作，發展細胞治療。

　　加強教學研究及論文寫作，鼓勵各大學院校合作，爭取教職，並積極推動視力健康與社區營造。

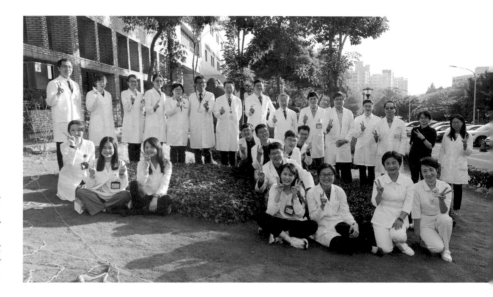

耳鼻喉頭頸部

多專科團隊
全方位治療

　　耳鼻喉頭頸部下分為耳科、鼻科、喉頭頸科。

　　耳科除了常規疾病治療，也發展各種尖端技術，譬如人工電子耳裝置的評估、手術；小耳症的外耳部整形手術等。

　　鼻科是衛生福利部唯一核可進行嗅覺檢測及鑑定的醫學中心，近年更積極發展鼻整形及鼻畸形矯正等頭顱顏面美容手術。

　　喉頭頸科多年來一直是臺灣地區嗓音疾病和頭頸部腫瘤的治療中心及後送醫院，主治各種嗓音難症和口腔癌、喉癌及下咽癌等惡性腫瘤。

特點

　　臨床創新多、特色服務品質高，譬如：以喉肌電圖導引玻尿酸注射治療單側聲帶麻痺，為世界首創技術。同時也有能力進行達文西全喉切除術，目前成功病例數為世界第一。

　　嗅、味覺檢查數占臺灣第一，並創立亞洲最早的味覺功能檢查中心。

　　設有特別疾病的專責門診，如音聲、口腔咽喉癌、頭頸部達文西機械手臂手術、超音波、睡眠呼吸障礙及耳鳴等各式特別門診。

　　此外，教學師資陣容堅強，14 位主治醫師中有 4 位是通過教育部審定的醫學系教授，研究論文發表豐富；此外，尚有聽力師、語言治療師等，提供全方位聽語檢查、治療及教學的任務。

展望

　　配合醫院發展四大目標，在尖端醫療方面，持續發展如人工電子耳手術、內視鏡顱底手術、頭頸部達文西手術等；在智慧醫療領域，發展突然聾 AI 預測模式、鼻咽癌化療併發症預測模型等 AI 輔助診斷工具；在精準醫療方面，持續發展聽損基因檢測、頭頸癌免疫治療基因檢測等；在再生醫療方面則全力配合醫院的細胞治療中心，尋求新的細胞治療模式。期許成為國際上數一數二的教學和研究中心。

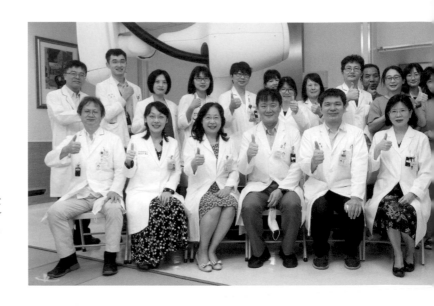

放射腫瘤部

致力放射治療及精準醫療

　　中榮的放射腫瘤部，一直以來於國內放射治療及精準治療處於領先的地位，近年更在近接治療、立體定位放射治療、放射治療合併藥物治療等方面，持續精進，未來會在尖端醫療及智慧醫療進行發展。

特點

　　為中部地區放射治療經驗最豐富、執行精準放射治療及特殊治療最多之單位。

　　放射腫瘤部於 2000 年至 2002 年引進三台最新型直線加速器，開始執行強度調控放射治療，並於 2003 年成為全國擁有最先進治療機且全面使用強度調控放射治療之單位。

　　於精準治療方面，2014 年引進螺旋刀治療機，提高放射治療之精準度，提升治療品質。更於 2018 年引進最新第六代電腦刀，為中部地區第一台電腦刀。具三方攝影功能，機械手臂入射角度更靈活，可適當閃避重要器官組織，並具備高劑量率，在不破壞其他組織的狀況下，AI 影像導航腫瘤即時追蹤治療，達到較佳的治療效果及最低副作用。2020 年，安裝全臺第一台威力刀，讓放射治療的質與量有更大的提升。

　　同時在 2020 年，開始執行放射治療病歷無紙化及智慧化放射治療資訊整合系統，放射治療紀錄完全電子化，為全臺第一間完全整合放射治療系統及醫院資訊系統之醫院。此外，為了發展立體定位放射治療，2022 年成立電腦刀治療中心。

展望

　　順應 AI 運用於醫療的發展日盛，計畫與陽明交通大學合作開發人工智慧輔助系統，讓放射治療的品質進一步提升。

　　目前全世界在粒子治療方面發展蓬勃，中榮質子治療中心於 2020 年經衛生福利部許可設置，預計 2023 年動工，2025 年完工啟用，發展尖端醫療，以服務廣大民眾。

瞄準檢驗精確度

病理檢驗部下設外科病理科、一般病理科、細胞病理科、分子病理科、一般檢驗科、生物化學科、微生物科及輸血醫學科共八科。醫學實驗室負責全院血液、鏡檢、生化、病毒等檢驗,提供全院 24 小時檢驗及備血服務。解剖病理檢查包含外科病理診斷切片、冰凍切片、細胞病理診斷、精進癌症檢驗技術與電子顯微鏡診斷。

特點

擴大既有癌症相關檢測項目,強化個人化醫療能量,提供次世代基因定序服務,並與精準醫學中心合作,自行開發小套組次世代基因定序模組,提供病人有效且經濟實惠的檢驗。

2020 年引進全國首台高通量玻片掃片機,做為玻片數位化的基礎利器。近年來與各大學合作,發展 AI 病理診斷模組,提高診斷效率及精確度。

整合排程系統發展,包含檢體站點追蹤、相關臨床參考影像整合、影像 AI 結果自動導入結構式病理報告系統,依 AI 結果自動重新排序,結合視覺化時效提醒,提升病理醫師報告效能及精確度,打造數位病理實驗室及診斷流程。

運用智慧科技優化抽血流程與環境,其中雙伺服器備份,醫令可使檢驗服務無間斷;即時叫號及管理報表之功能,可依現場人流適時提供精確又快速的服務;抽血櫃台設立升降式抽血桌,為身心障礙民眾提供便利的服務。

規劃自動化軌道系統,整合檢驗前、中、後三階段作業流程,降低醫療成本支出並提升有效之人力資源運用。

展望

應用 AI,進行軌道運行分析、儀器狀態監控、檢體自動分流、追蹤,提升檢驗整體效能。

結合資訊進行品質系統、試劑庫存管理、進階報告自動驗證,利用大數據進行各項指標分析,並將結果應用於檢驗實務及臨床研究。

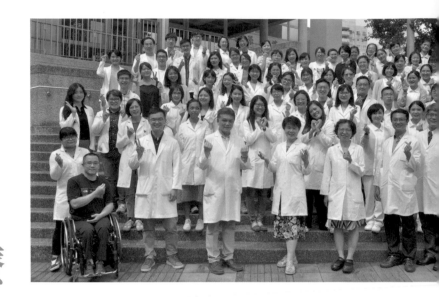

家庭醫學部
專注全人醫療

家庭醫學部包含家庭醫學科、社區醫學科、安寧緩和醫學科及健康管理科等四科；運用健檢、門診、疫苗、社區健康照顧等預防保健服務，提供全人、全家、全程、全隊、全方面、全社區的六全醫療服務。

特點

針對不明病症、多重共病等提供多樣的特色門診，還包括旅遊疫苗、高齡整合、健康減重、戒菸及安寧預立醫療照護諮商（ACP）、預立醫療決定（AD）、居家醫療等多項醫療服務。

提供全人醫療，包含家庭醫學科負責勞工體格檢查與健康檢查、流感疫苗施打；社區醫學科深入社區做整合式篩檢；健康管理中心打造個人化的健康管理計畫；安寧緩和醫學科針對末期病人提供身心靈的全方位照護。

新冠疫情期間完成兩天 2 萬人疫苗接種任務，中央公園大型篩檢站服務共 12,063 人次、遠距視訊門診服務共 1,525 人次。

著重深入科學研究，希望藉此找出更好的家庭醫學照護模式。例如探訪多年未癌症篩檢個案，深入了解其經驗並給予適切的協助。

在教學層面上，以提供完善的醫學訓練為宗旨。多位同仁獲得輔導會績優醫師及院級教學績優主治醫師。榮獲 2019 年台灣醫學教育學會 OSCE 優良教案競賽第一名，以及 2020 年台灣醫學教育學會一般醫學師資培育及 PGY OSCE 教學影片競賽第一名的殊榮。

展望

配合醫院發展目標，藉由遠距照顧模式提供社區民眾與榮家住民零距離的專業服務，未來將開發安寧以 AI 死亡預測、IoT 裝置於健康高風險個案遠端健康管理及失智失能居家創新照顧模式、探究再生醫學基因於預防醫學的應用，開展以家庭為單位的「遠距」、「精準」健康呵護模式。

麻醉未來式：精準麻醉

麻醉團隊早期是默默付出的存在，隨著觀念改變及醫療進步，麻醉醫師也蛻變為主動參與治療決策並積極承擔團隊協調的重要角色。

特點

下轄四個次專科：一般麻醉科率先將硬脊膜外止痛術應用於胸腹手術後止痛，成效良好施行量至今位居全國第一。婦幼麻醉科提供高品質的產婦減痛分娩，並運用尖端醫療設備使早產兒與先天疾患嬰幼兒的麻醉照護更為完善。疼痛科門診的設立為中臺灣先驅，2018 年建置無痛管理系統，2020 年通過無痛醫院評鑑，後續發展止痛藥物當量趨勢分析與決策支援系統，於 2021 年榮獲兩項專利及第 18 屆國家新創獎肯定。心胸麻醉科自 2019 年起率先全國發展心臟手術病人的術後止痛方式，有效避免因疼痛導致呼吸功能下降而造成的併發症。

自 2017 年開始推廣術後加速康復療程，2021 年成為臺灣首間通過國際 ERAS 學會認證的醫院，並於同年獲得 SNQ 國家品質標章銅獎的肯定。整合麻醉醫師、外科醫師、復健師、營養師、呼吸治療師及個案管理護理師組成團隊，由術前體能營養優化、術中精準麻醉、預防術後噁心嘔吐、術後配合多模組止痛及神經阻斷術，將術後恢復的品質再升級。

展望

將持續朝中榮四大發展目標前進：尖端醫療：發展脊椎內幫浦植入術、脊椎內電刺激、複合式手術室內影像導引注射等頑固性疼痛治療。智慧醫療：發展麻醉後併發症預測模型的 AI 輔助診斷工具，並研發迴路自動調整麻醉藥物輸入的強化學習演算法。精準醫療：推廣麻醉藥物過敏檢測、腦波導引的麻醉深度監測等。再生醫療：配合醫院的細胞治療中心，在超音波導引下植入幹細胞、胎盤萃取物等來治療頑固性疼痛。

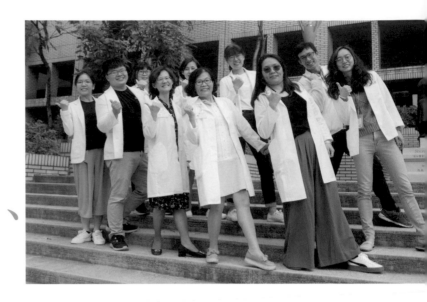

邁向數位醫療、AI 創新

口腔醫學部設有口腔顎面外科、兒童及齒顎矯正科、贋復牙科、牙髓病科及牙周病科、植牙科、一般牙科等，提供專業且現代的全方位口腔照護。

特點

因為病人族群多為高齡長者，治療過程中累積長足的經驗，使口腔醫學部對於老人口腔照護有著完整的團隊、專業的醫療準則與承先啟後的經驗傳承。

植牙中心整合贋復牙科、牙周病科、口腔顎面外科等次專科醫師，為每位有需求的患者進行完整而全面的植牙計畫。

現今牙科已進入數位醫療的世代，數位化掃描配合數位軟體設計、結合數位製作已是主流趨勢。贋復牙科除已具有相當扎實的傳統取模和製作義齒的基礎，也已完成規劃數位贋復中心，其中硬體設備包括已購置的 CEREC Primescan，是目前市面上精準度數一數二的口掃機。

另外，兒童牙科團隊針對孩童過敏所導致的過敏性鼻炎提供適切的治療，並致力於兒童口腔肌肉功能矯正裝置的推廣，透過正確的呼吸訓練及面部肌群訓練，讓孩童能有更好的骨骼及齒列發育及生活。

中榮做為醫學中心及國家級醫院，當仁不讓地肩負起承先啟後的角色，年輕醫師可在口腔醫學部獲得良好完整的次專科訓練，待醫師學成後回饋臺灣社會各地，造福更多有需要的人。

展望

今日醫療面臨巨大變化，數位化的浪潮、人工智慧的創新技術，牙醫發展勢必也隨此浪潮向未來拓展。口腔醫學部即將引進新型的桌上掃描機、高度穩定且製程快速的 3D 列印機，還有業界廣泛運用的設計軟體等，期許能成為全臺牙醫領域首屈一指的數位教育與治療機構。

重症醫學部

引領智慧重症照護新模式

　　呼吸重症團隊於 2002 年率先發展俯臥通氣，現已成為俯臥治療標竿醫院，並完成一系列相關研究，於臺灣俯臥通氣發展史扮演關鍵角色。

　　近來年更導入 AI 醫療，在智慧重症醫療、呼吸照護、全人重症照護等領域皆有傑出表現。

特點

　　智慧重症：整合醫療專業、資訊科技、中介平台與軟硬體研發能力，發展以重症照護臨床核心主題：呼吸重症、腎臟重症、敗血休克、死亡風險預後等 AI 預測模型，並藉由強化學習持續吸收監控資料與醫療團隊回饋處置，優化模型效能，輔助重症臨床照護決策診斷。

　　呼吸重症：應用最先進的設備，透過資料分析 AI 模型建立，輔助臨床決策，包括急性呼吸窘迫症候群的自動分類、脫離呼吸器的提醒及預測呼吸器的病人之長期預後。

　　腎臟重症：導入先進重症透析技術，開發人工智慧預測系統，已建立急性腎臟損傷風險預測、初次洗腎病人未來是否恢復腎功能停止透析等 AI 輔助決策外，也建立透析機資料即時蒐集，為後續研究發展打下基礎。

　　重症營養照護：發展出全國內科加護病房第一個以容量目標導向的灌食流程，並致力發展降低重症病人死亡率的最佳營養策略。

　　重症緩和醫療：急、重、難病有時病況進展迅速，為了減少家屬焦慮、利於醫病溝通，建立專責護理師制度，啟動家屬會談機制，避免許多無效醫療，共創醫病及社會多贏。

展望

　　深耕重症醫學，積極整合臨床、資訊軟硬體團隊，建立預測模組，以實際落地運用串流重症臨床工作流程為目標。團隊目前朝產品化發展，將智慧照護模組外推應用到臺灣及國際呼吸重症領域，造福更多呼吸重症病人。

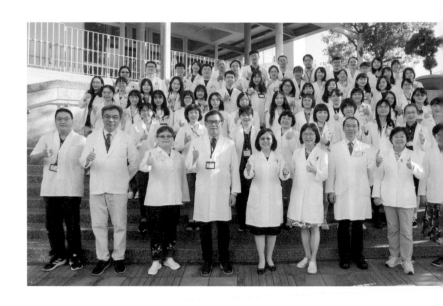

藥學部

「藥」智能・
新典範

藥學部從早年單一劑量給藥制度、藥事作業電腦化、電腦自動配藥作業，到國內最早規劃推動智慧化行動配藥管理系統及智慧藥櫃，並以資訊系統檢核輔助防錯機制，不斷創新運用智慧科技改造藥事服務流程，優化整合全院用藥管理相關系統，引領國內醫院藥事作業新模式。

特點

全球首創電子紙智慧標籤藥盒管理系統，結合電子紙標籤、單一劑量藥盒、物聯網（IoT）通訊技術及資訊管理系統，運用智慧與綠能科技，成為臺灣單一劑量調劑作業的智慧化先驅。

全國首創應用智慧藥櫃（ADC）結合處方醫令系統，於住院重症照護、急診及開刀房給藥流程，引領臺灣藥事作業新模式。

以全人藥事照護為宗旨，藥師參與各病房照護團隊，提供以「病人為中心」的藥物治療評估與追蹤服務，增進病人用藥安全與治療成效。

創新規劃嚴密之藥事資訊決策系統及處方醫令系統，建立全國領先之藥事資訊管理作業，朝智慧化持續精進，確保病人用藥安全。

堅持追求卓越之藥事品質管理，建立藥事品管指標監測與精進作業，並配合中榮全面品質管理計畫。2020 年榮獲國家醫療品質獎系統類卓越中心，2021 年更榮獲 SNQ 國家品質標章智慧健康類智慧醫療組標章獎。

展望

持續掌握藥學專業技術未來發展趨勢，堅持創新與特色發展，培育藥學與 AI 雙技術人才，並推動 AI 技術結合大數據分析，應用於藥事服務流程再造，發展個人化精準醫療藥事照護。在藥學領域創新研究，利用新科技創新教學，培育並傳承優秀藥事人才，提升醫療照護品質。期許創造智慧藥事服務新領域，成為國內外智慧醫療標竿，增進全人類的健康與福祉。

以實證科學為基礎
拓展人性化智慧照顧

護理部深信人性尊嚴和大眾健康至上，以人為本，落實護理倫理應用；以教育為傳承，培育專業人才；以實證科學為基礎，提供優質護理服務，培育多元領域且具備世界觀的人才。

特點

卓越的新生兒發展性照護團隊實施「新生兒個別化發展性照護措施」（Neonatal Individualized Developmental Care and Assessment Program, NIDCAP），更以新生兒發展性照護理念為基石，創新四項新型輔具：鼻導管呼吸器之固定帽、早產兒使用之臥位輔具、袋鼠式護理裝置、新生兒遮光眼罩等，提升早產兒照護品質，榮獲新生兒相關之專利數為全國之冠，並於 2015 年榮獲

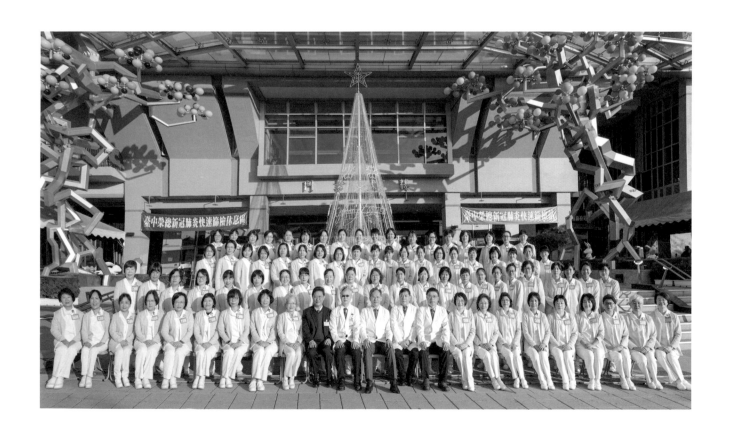

SNQ 國家品質標章及護理照護類銀獎殊榮。

推動全面智慧護理資訊管理，提升臨床照護、教學培訓、人力資源管理、知識管理系統之有效性，2003 年護理資訊組成立，培育資訊護理師，建置 30 項護理資訊系統。2016 年以智慧重症照護－創新、實證、資訊化（SCIENCE-Smart Critical Care-Innovation, Evidence-based, Network, Cloud, eHealth），榮獲 SNQ 國家品質標章銀獎，為亞洲第一殊榮，建置八個智慧重症照護 eHealth 護理系統，包括嚴重敗血症警示系統、體液顏色判定色卡、靜脈炎評估照護系統、中心導管組合照護，增進護理人員的決策能力，提升重症病人照護成果。

營造創新發明氛圍提升臨床護理品質，2008 年第一件創新作品「橈動脈止血帶」獲得新型專利，於 2014 年 4 件創新作品完成技術轉移，至 2022 年共發展 228 件創新作品，其中 58 件取得專利證書，這些創新作品大部分均應用在臨床護理實務。2016 年至 2019 年參加財團法人生技醫療科技政策研究中心「國家新創獎」競賽，連續四年 5 項創新作品榮獲新創獎榮耀，作品包括早產兒發站照護輔具組、呼吸面罩皮膚壓力感測模組、經鼻氣管插管固定架、智慧點班系統、安剖撥開器。

以「護理品質大數據資料」建構「智慧護理」為目標，護理資訊小組於 2017 年導入「早期病況惡化警示系統」，可早期偵測非預期性 CPR 不良事件；2018 年發展電子紙 IoT 應用，與醫囑連結即時提供團隊重要訊息；2019 年以人工智慧模組建置「護理健康問題推薦系統」、「智慧化護

理機器人 LINE@ 好好講」；2020 年運用大數據，開發「跌倒高危險群警示系統」；2021 年利用人工智慧人臉辨識技術，開發「重症病人疼痛自動評估系統」，另有「病人步態數據蒐集應用於跌倒 AI 預測」。

2022 年以人工智慧演算法、物聯網、臨床決策支援系統等概念，繼續開發自然語言應用（Natural Language Processing, NLP）於「護理記錄語音輸入系統」、「成人加護病房壓力性損傷風險預測」、「加護病房急性譫妄早期偵測系統」、「身體約束風險模組監測」、「智慧輸出輸入量記錄－點滴警示系統 Smart IV Pump 及智慧尿液磅秤」，以及「手術室智能器械盤包、衛材管理系統」等，提供護理人員快速正確的臨床輔助決策。

在資訊化已嵌入學習模式的世代，中榮於 2017 年 8 月自行開發具個別化且適性的教學與回饋策略、提供系統化師資培訓規劃與回饋引導、完善多元獎勵制度與教學支援系統之 E-portfolio，而這套電子教學歷程目前已推廣至其他醫事職類及分院。

展望

因應智慧醫療、精準醫療與再生醫療的趨勢，持續投入人工智慧照護各項主題的研發，如護理教學、護理行政、護理臨床與護理研究、遠距照護等。

精進護理專業特色，計畫性培育護理人才於國內外進修，增進世界觀及專業知能，提供尖端、精準護理，維護民眾健康及病人福祉。

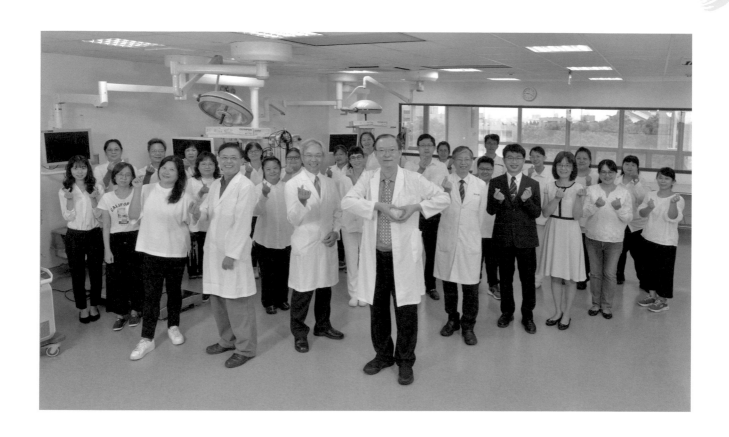

最優質的學習中心

　　自 2013 年 11 月起,教學部正式成為獨立編制,並設有醫學教學組、醫學圖書組、師資培育科及臨床訓練科。

　　醫學教學組負責各項教學相關行政工作,執行一般醫學訓練各項相關課程評估,與成效精進業務,並提供實習醫學生(UGY)/住院醫師(PGY)服務與協助,積極扮演溝通協調角色。

　　醫學圖書組蒐集並提供各類型醫學相關資訊,其中臨床資料館藏之豐,堪稱中部地區醫院圖書館之最。

　　師資培育科則提供全院各醫事職類各種精進專業教學技能之訓練活動。

　　臨床訓練科為中部地區第一個臨床技術訓練中心,是全國規模最完整的醫師及醫事人員教育訓練中心。

特點

　　UGY 優良的訓練醫院:中榮有來自各學校優

秀的 UGY 學員，在豐富的教學資源及核心課程薰陶之下，皆能通過國家級考試取得執照。以學習者為中心的教學特色，每位學員均有專屬臨床教師，安排學習保護時間且落實各項臨床照護教學；此外，生活輔導方面，每位學員均安排專屬導師，針對生活與學習問題即時輔導。

PGY 嚮往的醫院：中榮以優渥的學習環境、理想的薪資、合理的工作，吸引全國莘莘學子前來訓練學習。近三年，「輔導臨床技能評估模式及一般醫學訓練師資培訓計畫實地訪查」皆榮獲台灣醫學教育學會頒發執行成效優良獎。

一級國家考場：在 2013 年建置全國最優 OSCE 國家考場，並對中榮的 UGY 進行 OSCE 訓練及模擬考，使近年來 OSCE 通過率達到百分之百。

創新的 VR/AR 訓練中心：有自己的 VR/AR 創造中心，可以自製 VR、AR 教材。參加醫策會擬真情境類競賽，年年得獎。與國家中山科學研究院簽訂合作備忘錄，共同開發世界首創高擬真血液透析模擬器，已取得多項專利。並結合電子評量系統，以「創建智能透析模擬器整合電子評量系統於臨床教學訓練之應用」，榮獲 2021 年國家醫療品質獎智慧醫療類智慧解決方案組教學研究領域銅獎。與 HTC 公司合作發展 VR 教案，使臨床情境更為逼真，讓學員可以利用虛擬實境直接操作多元教學模式，除了提升技能進步，更增添學習興趣。

先進的外科微創中心：設有 6 台手術訓練台，每一台均有完整的腹腔鏡組、麻醉、顯微鏡設備等，以及模擬訓練教室。設置微創手術模擬訓練箱、各式外科技術訓練設備，提供外科醫師自我學習之機會與場所，每年提供超過兩千人次的訓練機會。

教職申請管道暢通：教職升等突飛猛進，自 2021 年陳適安院長就任以來，積極與各院校合作，並參與中興大學學士後醫學系的設立，由教學部主任黃金隆擔任第一屆醫學系主任，突破中榮四十年來沒有自己的醫學院之憾，申請教職成功人數，由 2020 年 14 人增為 2022 年 132 人，創下中榮有史以來的紀錄，嘉惠全院員工，提供申請教職的康莊大道。

走出院區邁向全世界：為了學習先進的尖端技術、再生醫學及精準醫療，不斷與全世界的頂尖機構交流並學習，陳適安院長到任後協助解決龐大的出國學習經費，教學部也積極提供各學員出國進修的輔導。希望能夠將最先進的醫學技術導入，提升中榮醫療至國際水準。

展望

持續推動「教學醫院評鑑」、「教學醫院教學費用補助計畫」、「畢業前一般醫學訓練計畫」等，並著重於醫學人文領域。

相較於過往醫學教育重視技術養成，但對於醫師最重要的特質——以病人為中心的「全人醫療理念」、「人文關懷素養」，卻少有提及。未來規劃將「醫學人文素養」列為主軸，就如同蘇格拉底名言：「唯一真正的智慧，就是知道自己一無所知。」啟發學員能以哲學思考、清晰、理性並正面看待所有事情，懷著謙卑心持續對醫學知識追求真理、真善之美，期望能夠成為「立足臺灣，引領世界」、教學最優質的學習中心。

醫學研究部

突破創新，研究不滅

醫學研究部原為中榮任務編組的研究部，2013年組織調整改制，其下設置臨床試驗科、轉譯醫學研究科、基礎醫學研究科。

特點

重視研究人才培育：與中興大學、陽明交通大學合作設立醫學研究所，為實驗室研究和醫學臨床搭起橋梁，並選派年輕主治醫師至國家衛生研究院或陽明交通大學接受「醫師科學家」之研究訓練。

不斷引進重要研究設備：包含近紅外光影像掃描分析系統、膠片影像數位化輸出系統、冷光影像掃描分析系統、螢光測讀分析系統（Fluorescence System）、流式細胞分析儀、分光光度儀、高速核酸多型性及基因變異分析儀、多功能自動化液遞處理平台、聚合酶連鎖同步定量儀、自動遺傳分析系統、聚合酶連鎖儀、雷射掃描共軛焦顯微影像系統、長時間動態追蹤影像分

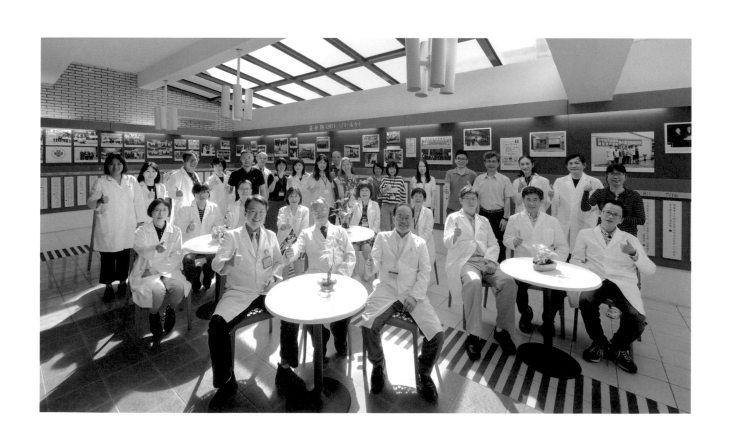

析系統、高階動物螢光影像照相系統等，提供中榮及中臺灣地區各研究單位使用，藉由專人維護及精確操作，充分發揮各儀器之最大效益，加速研究成果的產生，更可避免設備重置造成的資源浪費。

成立具特色的醫學實驗室及研究中心：各類基礎醫學實驗室，如分子生物實驗室、過敏免疫實驗室、神經再生實驗室等，以及醫學影像影量化研究中心、生物力學研究中心、計算生物學中心、健康資料庫中心，提升中榮在相關臨床應用或研究之國際知名度，進而實質改善病人照護或診斷相關技術。

推動發展精準醫學：1. 參與中央研究院臺灣精準醫療計畫（Taiwan Precision Medicine Initiative, TPMI），並與美國 Regeneron 製藥公司合作，發展基因檢測和次世代定序於臨床醫學研究與精準醫療應用模式，積極蒐集臺灣華人的檢體與分析數據。2. 設立採血站和臨床實驗室，進行檢體採集、核酸萃取，到次世代定序、基因晶片分析、單細胞 RNA 定序、循環腫瘤細胞定序等實驗，並將基因資訊提供民眾與醫療人員，做為臨床照護之重要參考。3. 2021 年 2 月，精準醫學臨床實驗室正式成為財團法人全國認證基金會（TAF）認證實驗室。

擴大院際合作研究：積極與中央研究院、國家實驗研究院、國家衛生研究院等各大研究機構及中部地區各公私立大學院校合作，整合研究資源，推動獨特性、前瞻性、創造性、實用性等具效益之研究發展，每年編列研究經費約兩千萬元，並舉辦研究成果聯合發表會，統計論文發表

成效。

促進產官學合作以拓展研究成果：為將研究成果運用於臨床，與多家產業合作，推動產官學領域發展，至 2021 年共獲得專利件數 167 件（MDCT），並與優異的專業人員、知識技術結合，以精進醫療技術與品質。

展望

成立第三人體研究倫理審查委員會，以提升研究倫理審查時效，加速各項醫學研究進展。

持續發展精準醫療，2021 年啟動精準醫學第二個五年計畫，以前期積累的醫療能量，強化發展臨床應用模式，善用資料並應用於臨床服務，提供病人更佳的醫療照護。

精準醫學中心將著力於尖端定序技術開發、多基因風險因子臨床運用、智慧基因研究與精準醫學人才培育，祈能打造世界領先之精準醫學研究平台。

運用疾病患者基因資料，透過研究不同族群與體質的基因資訊，探討疾病的基因病因，找出醫治的新藥，為不同病人量身打造治療方法，進而達到「精準預防、精準預測、精準治療」之精準醫療，進而實現個人化醫療的目標。

引進各種細胞治療前沿技術與設備，發展再生醫療，鎖定急、重、難、罕四大領域，在惡性腫瘤、心腦血管疾病、神經系統疾病、自身免疫學疾病、血液性疾病等目前難治性疾病的治療，全面展開研發與臨床應用。

整合中榮對外建教合作與對內研究平台，鼓勵優秀醫師投入研究，積極爭取各類計畫與合作。

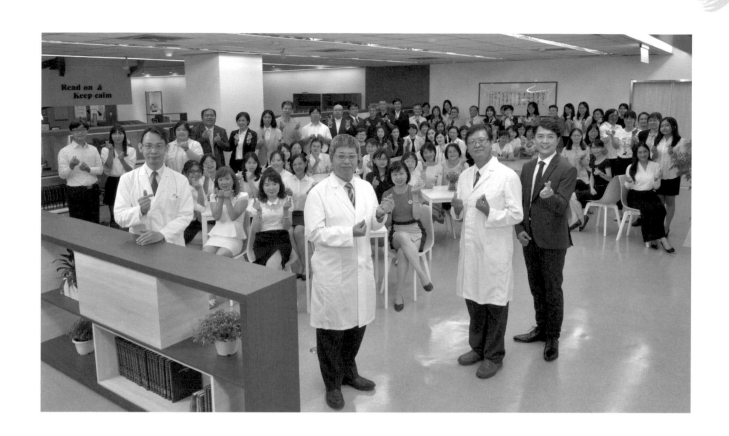

發揮經營整合綜效

　　醫務企管部下設企劃組、病歷組、費用組、績效組、醫務組等,在醫療專業的背後,支援中榮全院運作。

特點

　　企劃組依醫院整體發展方向,整合醫院相關服務並持續提升品質,於 2016 年、2019 年獲得行政院「政府服務獎」肯定;設「健康促進推動管理會」,跨部門推動全院健康促進政策並定期檢討成效,獲 2016 年、2018 年「健康促進醫院」典範獎、優良獎殊榮。2021 年首創大型互動展示空間「願景館—未來 e 療部」,透過影像、多媒體、AR 與 VR,以六大主題呈現多元、沉浸式體驗,讓民眾了解中榮致力於智慧醫療、未來醫療、體驗醫療之應用與展望。

　　病歷組 2019 年病歷量審自動化作業上線,2021 年 7 月同意書全面採平板簽署;2022 年 4 月紙本病歷歸回簽收本精進為電子簽收,加速簽

收效益及易於掌控紙本病歷成長趨勢。2021 年與東海大學合作開發之疾病分類 AI 輔助編碼系統落地應用，並推動「臨床紀錄改善（CDI）審查」，以提升病歷紀錄的正確性及完整性。

費用組對外擔任健保業務聯絡窗口，對內提供醫療科健保訊息，2020 年榮獲國家醫療品質獎智慧醫療類智慧解決方案組門急診服務領域標章獎。於 2022 年舉辦與診所攜手共照健康聯誼相關會議，共 93 家診所、成立 20 科 LINE 社群，落實分級醫療雙向轉診政策。另負責健保「醫院總額管理方案—門住診單價指標」運作，穩健提升健保醫療收入。

績效組自 2013 年啟動「榮民醫療體系三級醫療照護服務」，2019 年起配合輔導會推動「金字塔三級醫療照護服務計畫」，落實國家分級醫療政策，進而提升擴大榮家保健組醫療照護能力與品質，讓榮家住民可以老有所終。

為提升病床利用效率，醫務組自 2015 年 10 月起承接全院急性一般病床統一控管，持續精進床位運用效率；2017 年建立公播系統管理機制，以達衛教、提供醫院服務資訊之目的；導入門診智慧醫療流程，榮獲 2019 年國家醫療品質獎智慧醫療類智慧服務組門診服務流程優良標章肯定，並於 2021 年起擴大盤點醫師開診數及診間運用情形，輔以智慧醫療科技進行相關管理，提供多元優質的智慧服務。

展望

企劃組成立「尖端醫療委員會」，推動中榮成為臺灣尖端醫療重鎮，導入各式新創治療及手術，提升病人治療成效；推動偏鄉遠距醫療，以遠距會診模式，利用 5G 網路，遠端接收病人影音狀況及數據，爭取時間做緊急處置建議，提供醫學中心等級無時差的緊急醫療照護。

病歷組成立專案小組，發展電子病歷紀錄結構化，條列式呈現重要事項，提升病歷紀錄正確性及效率，並利於大數據研究，推展精準醫療及臨床決策支援。

費用組持續舉辦與診所攜手共照健康聯誼相關會議，強化與外部診所交流溝通。配合健保政策，利於病人及醫師即時跨院查詢病歷資料，期以改善作業流程，便利醫師操作，增加病人滿意度。持續精進檔案維護介面，並預計於系統中新增醫囑計價流程欄位，以利追蹤計價碼連動醫囑各項設定。

績效組應用遠距醫療於「金字塔三級醫療照護服務計畫」，利用 5G 網路，結合遠距平台與行動設備傳輸影像，建設遠距行動會診系統，提供總院、分院與榮家之醫療人員進行案例視訊討論及教學，打造榮民醫療體系全方位的智慧醫療照護網。

醫務組於住院管理方面，將整合住院前檢查流程、推動一站式出院服務、監測預開出院醫囑及 12 時前離院率，以縮短住院天數、加速離院流程；於門診管理上，將擴大引進自助繳費機、提升開診診間利用、建置及優化門診資訊管理系統，並依各診區（播放點）之科別屬性，規劃影片播放排程，建立專屬節目表。同時推動櫃台服務改善計畫，優化櫃台服務，提高人員服務品質及工作效率。

兒童醫學中心
用專業與愛
守護每個孩子

兒童醫學中心下設八分科、兩中心，以及九個新興實驗室和檢查室，共同守護下一代的健康。

特點

兒童神經科涉入兒童癲癇、罕見神經代謝疾病及神經基因學之診斷與研究。利用分子生物技術發展全基因體分析，實現個人化精準醫療服務。

新生兒發展性照護以袋鼠式護理等裝置獲得臺灣專利認證，2013 年榮獲亞洲第一 SNQ 國家品質標章認證。結合兒童復健團隊發展高危險群嬰幼兒出院前篩檢，榮獲 2020 年 SNQ 國家品質標章認證，為全國重症新生兒治療標竿。

兒童血液腫瘤科致力於兒童癌症治療及國際醫療，團隊宗旨為兒童癌症全方位的治療與癌童友善全人的整合醫療服務。

兒童心臟科首先發現兒童腸病毒 71 型重症感染的致死原因，並獨步全球以葉克膜救治；治療先天性心臟病技術亦領先全國且成效卓著。

兒童胃腸科為在中部成立的第一家兒童肝臟移植中心，成功完成全國首例血型不合肝臟移植，現為中部首屈一指的兒童肝臟移植、兒童發炎性腸道疾病與兒童營養及體位管理中心。

兒童腎臟免疫科擁有先天性免疫疾病的精準基因診斷及治療技術，以體外血液淨化治療嚴重腎臟病及其他器官之免疫調節。

兒童感染科擅長處理不明原因發燒，接手各級醫院困難病例轉介，參加多項疫苗研究，致力於感染症的預防與管控。

罕見疾病基因治療中心結合跨領域專科，建構整合基因治療照護團隊，治療成果榮獲《新英格蘭醫學雜誌》的肯定。

展望

持續提供以學員為中心的創新醫學教育，培育特色與尖端醫療專業人才，營造充滿愛心的兒童醫療團隊，提供病童優質的健康服務。

腦心腦力、「神」醫守護不封頂

中榮身為中部醫學中心，神經內、外科不僅醫療服務水準精良，學術研究更是成就顯著。

▌神經外科

下轄四個次分科：腦腫瘤神經外科、功能性神經外科、介入性神經外科，以及國內唯一的「微創性神經外科」。

特點

微創性神經外科，始於 1993 年引進經鼻顱底內視鏡手術，繼以 2005 年的腦部鑰匙孔手術，引領國內外微創手術發展。微創手術為現今手術主流，配合術中神經監測、3D 顯微鏡、3D 內視鏡等，可提供病人安全及不同的手術方式選擇。

腦腫瘤神經外科參加臺灣首件的腦神經外科細胞治療惡性腦瘤的臨床試驗計畫申請案，持續收案進行神經外科細胞治療臨床試驗。

2009 年設立全臺灣第一個複合式手術室，2021 年裝設第三代複合式手術室，具備全國唯一可執行一站式腦中風腦灌流影像及經靜脈注射的腦血管攝影。

2013 年成立「4D 全方位頸動脈治療中心」，首創世界第一的頸動脈全阻塞開通複合手術。

功能性神經外科結合內外科醫師團隊合作，在進行「深層腦部刺激器植入術」時，神經內科醫師親自進行神經生理監測，大幅提升手術成功率，並於 2021 年獲得 SNQ 國家品質標章肯定。

展望

中心沈烱祺主任率先於國內引進「經鼻內視鏡腦下垂體手術」，並持續領導同仁提供最尖端、優質的神經外科醫療服務，如「深層腦部刺激器植入術」、「3D 影像導航脊椎微創手術」、「擴增實境輔助脊椎手術」、「全脊椎內視鏡手術」等。

微創性神經外科鄭文郁主任創立台灣中青年神經外科醫學會，持續舉辦各項國內外學術研討會及顱底內視鏡手術實作研習營，同時接受國內神經外科培訓工作，並將治療成果與國內外分享。

▌神經內科

下轄三個次分科：一般神經科（含腦中風）、神經肌病科（含動作障礙）及癲癇科（含失智），並於 2002 年成立腦中風中心、2021 年成立失智症中心和巴金森症暨動作障礙中心。

特點

以 5G 企業專網架構，2021 年 3 月起推動「急性腦中風遠距會診」，協助當地醫院施予治療，並轉診至中榮接受動脈取栓治療。

失智症中心的跨科部運作模式，由神經內科和

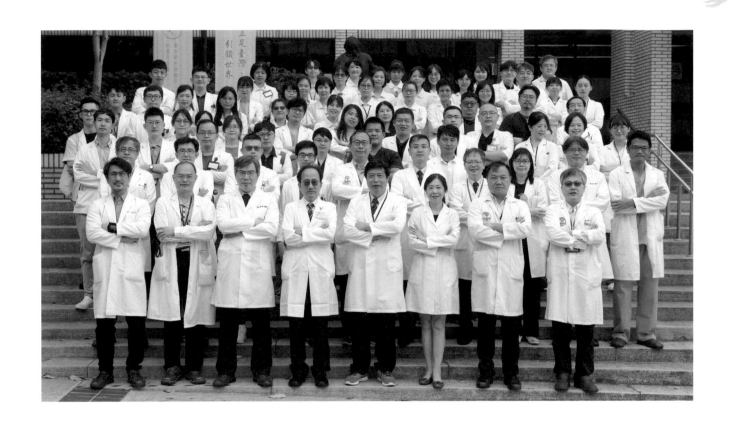

精神科門診轉介個案,高齡醫學中心和神經內科個案管理師進行衛教及個案管理,照顧部分則由失智共照中心提供創新的預防性及篩檢服務。

巴金森症暨動作障礙中心為國內首家同步執行多神經路徑電生理訊號紀錄之醫療機構,運用「Neuro Omega 電生理導航系統」,經由不同路徑之訊號及刺激效果相互比較,協助病人選擇最佳的長期神經刺激路徑。

神經肌病科與耳鼻喉科合作,發展出獨步全球的以喉肌電圖導引之聲帶波尿酸注射術,嘉惠全國聲帶麻痺症病人,大幅改善病情及預後。

展望

腦中風中心持續推動區域合作及建立治療網,未來將擴大推動「急性腦中風遠距會診」,避免病人因延遲治療而失能。

癲癇手術及神經肌病科將朝向更精準、多元與微創發展,逐漸納入基因診斷與電生理和神經網路的概念,建立癲癇發作模型和術後功能進步的預測,並深入探索神經肌肉疾病的相關研究。

失智症中心推動失智長期照護計畫,未來將建立失智症病人資料庫、培育相關人才、進行研究。應用精準醫學的概念,如基因組合、生物標記和神經影像等早期診斷工具,尋找失智症危險因子並早期預防失智症。

巴金森症暨動作障礙中心將持續發展尖端醫療,教育訓練並引進新型手術設備、電子化評估及管理系統,提供患者與世界相當之醫療服務。

開啟「心」紀元

心臟血管中心自 2004 年成立以來，建置臺中地區第一間心導管室，為中部地區之心臟醫學開創先鋒，並在心臟內外科同心齊力精進下，不僅成為中部地區各種心臟血管急重症及疑難雜症後送中心，更是各大醫院爭相推送專才培育的基地。

心臟血管中心共有六大科別，分別是心臟內科系的介入性心臟血管科、一般心臟醫學科、心臟電氣生理科、心臟衰竭科，以及心臟外科系的心臟外科及血管外科。

▌ 心臟內科系

具備全方位優秀人才與先進設備，是國內首屈一指的心血管疾病治療中心。

特點

對於各種急慢性冠狀動脈疾病、周邊血管疾病、心臟病瓣膜疾病、風濕性心臟病、心肌病變及成人先天性心臟病，均可提供多元且尖端的經導管介入性治療，併發症極少，死亡率低，多項先進技術治療成果均居於頂尖領導地位。特別是冠狀動脈鑽石刀旋磨術，在病例數、治療複雜度及手術技術上，均長期領先全國。

在心房顫動治療領域，由院長陳適安建立的電氣生理團隊，發現許多治療心房顫動的心電生理機轉和電氣燒灼技術，心房顫動手術的長期成功

率也高於許多國際知名醫學中心。電氣生理團隊也致力心室心律不整、植入式電子儀器治療、人工智慧心律不整智能判讀、遠端居家心律不整監測照護等領域，不斷與時俱進，應用最新技術於心律不整領域的治療。心血管影像團隊與心臟衰竭照護團隊更是位居全國領頭羊。

展望

持續推展經導管瓣膜置換修復術、無導線節律器、遠距心律監測服務、心臟微創手術、複雜血管主動脈治療、周邊血管治療，搭配人工智慧大數據研究，運用智慧精準醫療增進治療品質。在陳適安院長的帶領下，提升醫療服務品質，增進研究效能與論文產出，舉辦國際研討會，亦與其他醫院與醫學中心互相交流及學習，增進心臟醫學技術與手術的創新。2023 年完成六間心導管室建置，將是全國最完善，集心臟內科、外科，以及小兒心臟疾病治療為一體的心臟血管中心。

▌ 心臟外科系

中榮自創院時即成立心臟外科，完成許多中部首例：第一例心臟移植存活、第一例異位心臟移植成功、第一例達文西心臟手術，甚至臺灣第一例巴提斯塔（BATISTA）與二尖瓣膜修補併左心室輔助器植入手術成功案例，開啟心臟衰竭治

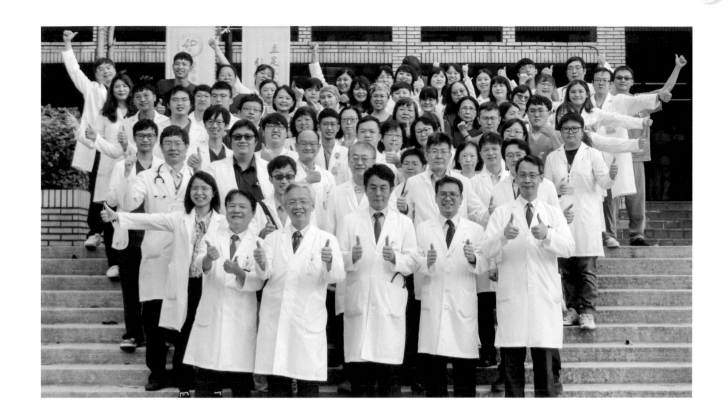

療新紀元。到目前為止，中榮心臟外科仍是中、南部心臟及主動脈手術量最多的單一醫院。

特點

達文西機械手臂心臟手術過去十五年來領先全臺，尤其配合全動脈繞道術，更讓手術兼具微創的恢復快速及長期暢通性優良的好處。

在腔內治療盛行的世代，於新建的複合式手術室內進行各式胸腹主動脈手術，同時與國外醫院建教合作，大幅提升手術成績，現已成為臺灣開放式主動脈手術最大量的醫學中心。

心臟衰竭的各式手術治療，包括心臟移植，各式長期、短期、體內、體外之心室輔助器已成為科內常態性治療。

科內對於心肌梗塞的基礎研究起源於 2000 年。應用大鼠之心肌梗塞模式進行各項幹細胞及材料工程的研究，證實不同製備過程的幹細胞可對心肌梗塞後的心臟有所幫助。

展望

帶領創新技術，引領新的治療，提升診斷與治療品質，擴大營運效益促進經濟規模。在中榮發展智慧醫療、精準醫療的主軸下，心臟外科未來的重點是：利用 AI、研發穿戴式聲頻裝置，可早期診斷血液透析瘻管功能障礙。使用遠距監測心電圖，可提供心臟手術後返家病人的急性問題即時排除，提升病患滿意度及信心。引進國外幹細胞治療技術，開創心臟衰竭患者的另一線生機。

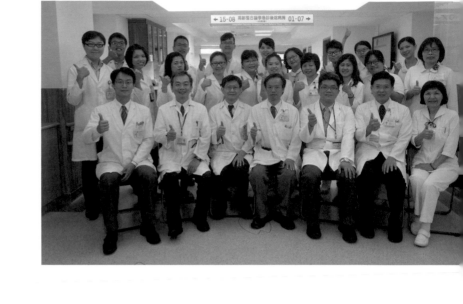

高齡醫學中心
高齡健康
不是夢

高齡醫學中心於 2013 年成為一級單位後，陸續成立高齡聯合門診區、高齡醫學整合病房與日照中心。高齡醫學中心提升高齡醫療照護品質，拓展中榮整合醫療照護，並與出院準備、長照服務、在宅醫療、重症居家與安寧緩和照護串聯結合。另於社區與榮家進行健康促進活動，營造日間照顧中心與失智據點。透過全團隊與全程服務，達成高齡全人照護與增進生活品質的目標。

特點

高齡整合病房提供跨科團隊照護，與各臨床單位如骨科部、急診部、神經醫學中心、護理部等共組「跨專業住院照護團隊」，依不同疾病擬訂完整住院與出院後跨團隊照護計畫，提升病人日常生活自我照顧功能，達成全人照護目標。

高齡門診進行跨領域整合服務，不局限於單一疾病，一站式實施評估和衛教，透過跨領域團隊合作，擬訂整體治療計畫，降低不適當用藥，節省病人與家屬往返就醫時間，提升服務品質。

因應長照 2.0 政策，協助就醫困難者得到應有醫療權利，高齡中心提供居家醫療服務，親自至病人家中看診、開藥、諮詢衛教，提供完整的醫療服務。

日照中心提供失智或失能長輩安全舒適的日間照護服務，藉由多元課程延緩長輩功能退化，進而降低照顧者負荷。社區定期執行衰弱預防及介入課程，減緩長者衰弱失能發生，達到健康老化的目標。

另成立失智照護團隊，協助早期診斷與治療，減緩認知與身體活動能力減退。

展望

發展高齡智慧、高齡精準與高齡遠距照護目標。持續培育高齡醫學人才，參與國際合作，提升高齡照護服務與研究品質，展現中榮高齡醫學中心於世界的能見度。

品質管理中心
追求智慧照護新境界

2013 年中榮組織修編成立一級單位品質管理中心，2018 年 4 月再納入臨床資訊中心，成立醫療品質管理科、病人安全管理科及臨床資訊科三科，並運用醫療大數據與人工智慧技術，開展智慧化的醫療品質與病人安全新境界。

品管中心承接全院品管活動、指標管理、病人安全、醫療風險、標準作業、評鑑認證、臨床資訊等七大領域業務。藉由病安通報、不良事件監測和指標系統，進行衡量與控管；由內外部稽核查證和臨床監測，發現系統風險與脆弱點，透過流程分析、精實管理、風險預防等，持續品質改善及精進優化醫療照護系統。

以病人為中心的醫療照護模式：開發住院跨團隊組織整合，發展全人醫療整合照護模式，監督及協助團隊處理系統性或跨科問題，藉由良好的溝通機制，建置全方位的醫療照護網絡。

以病人安全為中心的智慧流程照護系統：住院服務流程秉持以「病人安全」為中心，從住院到出院，以智慧化資訊系統輔助串聯起高智慧、高效率、高品質之醫療服務。

建構醫品教育系統形塑醫品病安正向文化：2018 年成立「品質學苑」，培訓品管人員與醫療團隊人才，並與品質改善活動結合，持續提升醫療品質與病安文化。

特點

全面品質管理機制融入常規作業：自 2009 年開始推動標準化作業，2016 年全國首創整合醫院評鑑 PFM Tracer 和 ISO 9001 內部稽核作業模組應用於日常管理，堅持全面品質改善活動。

展望

品管中心以成為全國醫療品質典範之領航者而感到榮幸與驕傲，未來持續與全國醫界一同開創新世代精準與智慧醫療，邁向精實、精確的作業體系，為創建更優質的醫品病安而努力。

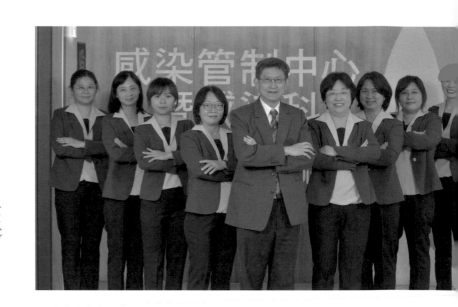

感染管制中心
運用 AI 精進感染監測

感染管制中心承接疾管署 2013 年至 2014 年「建置中心導管照護品質提升推動計畫示範醫院」、2015 年至 2017 年「侵入性醫療處置照護品質提升計畫責任醫院獎補助案」，領導中部 29 間醫院於院內推動中心導管、呼吸器及導尿管組合式照護，獲得「團體卓越獎第一名」及「創意特色團體獎第一名」殊榮。2021 年推廣智慧化組合式照護措施，榮獲 SNQ 國家品質標章。

特點

數位化即時導管照護串接醫護人員的資訊流、行動智慧感管照護，達到現地、現物及現實提醒，並減少人工製表時間，全面自動化導入手術部位組合式照護，預防感染。

分院感染管制業務輔導成效卓著，每年針對埔里、嘉義及灣橋分院進行輔導訪查，使分院能持續精進感管業務之品質及提升重大傳染病因應之能力，並通過評鑑查核之要求。

每年協助社區醫院、學校或團體講授感染管制教育課程，如：新冠肺炎的認識預防因應及院內管制原則、新興傳染病防治、感染管制品質改善、長照機構品質監測基本統計應用、預防手術部位感染之多模式策略等。

展望

持續研究將電子病歷和資訊系統結合行政資料庫及臨床資料庫，運用人工智慧進行泌尿道、呼吸道、血流及手術部位感染監測，提升監測效率，並鑽研如何應用 Power BI 建立監測視覺化報表，提升操作方便性。

針對品質提升方面，以 AI 推廣隔離病人的管理，依據病況每日資料即時滾動式修正，降低多重抗藥性菌種感染，且以 AI 預測醫療照護相關感染風險，以不同顏色燈號自動警示，並導入標準化感染比品管指標，比較實際發生的報告件數與對照組預測數字，以決定是否進行品管改善。

癌症防治中心
促進癌症治療與照護品質

癌症防治中心整合多專科團隊，提升癌症醫療照護、教育及研究品質，於 2021 年下設腫瘤醫療品質科、腫瘤藥物治療科、腫瘤新興治療科，引進先進的癌症相關輔助治療，提供病人更完整的治療服務。

特點

設立開放式諮詢窗口「癌症資源中心」，縮短醫病溝通距離，結合資訊轉介系統整合癌症一條龍之照護流程，及早建立癌症病人周全性照護、灌輸早期介入觀念，讓病人清楚了解治療流程及可用資源，優化治療前準備，以降低副作用發生機率及嚴重程度，藉此減少焦慮及不安情緒。

癌登人員創先參與臨床多專科團隊會議討論，除了即時線上邏輯勘誤，更善用電子病歷整合相關資料，創造最佳的資料庫，守護病人健康。

癌症熱治療（Hyperthermia）為新興的輔助治療，引進能局部且深層加熱的熱治療儀，提供個別精準性治療，嘉惠更多癌症病人。

展望

個人化精準醫療是世界醫療的潮流，透過跨癌別的全方位基因檢測、智慧化分析，再搭配後端精準醫療用藥的合作，對癌症病人有非常大的助益，也是精準醫療的完美呈現。

中榮參與由衛生福利部、國家衛生研究院及藥廠共同執行之癌症精準醫療及生物資料庫整合平台合作示範計畫，將依基因檢測結果，提供最適合的癌症標靶用藥給參與此計畫的病人，共同促進健康照護的研發與進步。

2022 年，積極參與科技部中部科學園區管理局所推動之中科精準健康產業跨域推升計畫，透過跨領域產業與學校、研究單位、醫院合作，進行精準健康創新技術與醫療產品開發，同時結合臨床場域驗證，促進精準健康產業化實現，扶植中部地區精準健康產業鏈。

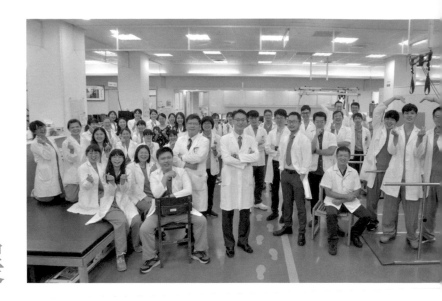

復健科
致力全方位
領域復健發展

早年以骨關節疾病徒手治療與復健聞名的中榮復健科，近年更在心肺復健、洗腎時復健，以及兒童早療發展等方面，持續精益求精。

特點

為中部地區執行心肺復健及心肺運動測試個案數最多、經驗最豐富者，是許多地區醫院心肺復健部門借鑑之模範。

整合心臟復健的優化成效，和創新與智慧醫療的突破，完整規劃從住院早期復健、門診復健再到居家復健計畫。

2021 年 6 月全國首創，為新冠肺炎住院病人進行遠距心肺復健，後續為各大醫院仿效。同年，成立全國第一家「增生醫療中心」，發展以軟組織超音波導引注射為基礎的增生注射治療，為中臺灣推行此療法最普及的醫學中心。

承接國健署計畫，成立兒童發展聯合評估中心，結合復健科、兒童神經科、兒童精神科、耳鼻喉科、眼科等多專業，提供全面的發展評估，深受中部地區家長與幼教人士推薦。

展望

持續與陽明交通大學及中興大學研究腦波及機械外骨骼等教授合作，投入開發腦波介面及具自我平衡能力的外骨骼尖端神經復健，另計畫納入脂肪幹細胞治療，以擴大增生醫療中心所能提供的治療選項。

順應 5G 發展的浪潮，在心肺復健領域，持續投入間質性肺病疾患的運動測試與收案研究，進行居家遠距復健計畫及心肺運動訓練監測智能物聯網計畫。

於兒童復健領域，經由新規劃的第二醫療大樓物理、職能及語言治療空間，可望在已具早療聯評佳績的基礎下，進一步提升有復健需求的兒童病人於中榮治療的比例，避免病童為了復健而到處奔波就醫。

以最新技術
輔助治療成效

整合全人照護之責任,核醫科責無旁貸。除了導入最新的儀器與技術,並持續制訂各項標準作業流程,使中榮成為中部地區目前唯一通過核醫影像全國認證基金會(TAF)ISO 15189 認證的醫院。

特點

為因應醫學發展,2002 年以 ROT 方式,完成正子斷層掃描儀(PET scanner)的配置,不僅為全國首例,並獲得第 1 屆民間參與公共建設金擘獎。

2009 年、2020 年分別引進新型正子電腦斷層造影儀,提供腫瘤學、心臟學及神經學更明確的診斷資料。

近年來陸續引進運用於失智症的類澱粉正子檢查,以及運用於攝護腺癌復發的胺基酸正子檢查等最新核醫檢查技術。

裝設單光子電腦斷層造影儀(SPECT scanner),提供各項核醫 SPECT 的完整檢查,2013 年起陸續增設三台高階 SPECT/CT 造影儀,結合功能性及解剖性影像同步呈現,更有力於協助臨床疾病診斷。

2016 年 4 月,同位素治療病房揭牌啟用,提供甲狀腺癌患者後續的放射碘清除治療。並陸續引進鐳-223 同位素攝護腺癌合併骨轉移治療、選擇釔 90 體內肝腫瘤放射治療等最新核醫治療技術。

2022 年 4 月,核醫放射免疫分析實驗室成立,是中部地區目前唯一自行執行檢測、用於評估次發性高血壓常見原因的原發性高醛固酮症檢驗指標(血漿腎活素活性及醛類脂醇)的檢測醫院。

展望

持續引進最新核醫檢查、檢驗及治療技術,並增設最先進的造影儀,為臨床醫師提供更有醫療價值的數據資料,確保病人擁有更完備的檢查及治療品質。

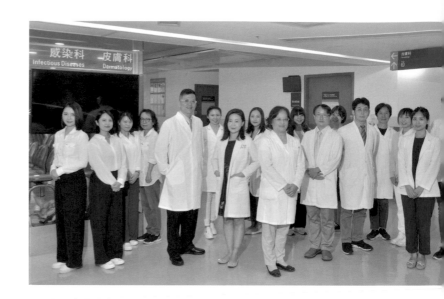

皮膚疾病治療首選

皮膚科除了門診及住院照護外,另設有光化學治療中心、醫學美容中心及乾癬整合照護中心,收治中部多數重度皮膚疾病患者,因治療成效及預後佳,深得病人信任。

特點

歷年來,中榮皮膚科在病人治療成果報告、皮膚腫瘤基礎研究、大數據研究,以及相關疾病微菌叢研究已發表可觀成果,深得學界推崇。

自 1993 年成立光化學治療中心開始,逐年建置皮膚病理切片教學資料,成為中部地區首屈一指的研究訓練中心。2015 年成立多專科皮膚癌團隊,收治皮膚癌個管案例。2021 年成立醫學美容中心,提供美容醫學新型治療。2022 年成立乾癬整合照護中心,提供病人連續性整合照護。

展望

持續發展光化治療中心,建置完整光化治療項目,並且配合臺灣皮膚科醫學會,發展「照光一指通」APP 及「照光地圖」搜尋,以提升病友接受照光治療之便利性與完成度。

發展皮膚疾病微菌研究平台,與國內外大學或研究機構合作,爭取相關智慧醫療研究計畫或簽署合作備忘錄,建立本土皮膚及腸道微菌資料庫,發展微菌核心技術實驗室,提供學術服務及專利布局。

發展尖端醫學美容技術平台,與整形外科、眼科、耳鼻喉科、婦產科、體檢中心等合作治療,共同開發潛在顧客,同步進行尖端醫美治療及相關機制研究。

發展乾癬整合照護中心,提供整合性照護及最新衛教資訊,以早期診斷乾癬性關節炎、虹彩炎及心血管共病症。

與院校研究機構合作,研發人工智慧醫療項目,開發專利布局及技術轉移,提供務實落地方針,擴展皮膚疾病遠距醫療服務項目。

傳統醫學科

中西醫聯手
加倍優勢

傳統醫學科致力於中醫醫療、教學及研究的發展，且積極與西醫部科合作。

2020 年全球遭逢新冠疫情影響，傳統醫學科爭取與衛生福利部國家中醫藥研究所及三軍總醫院合作，共同研發「清冠一號」行銷全球，亦因此榮獲科技部「2021 未來科技獎」，以及國家生技醫療產業策進會「第 18 屆國家新創獎—學研新創獎」兩大獎項肯定。

特點

秉持增進民眾健康的使命，以病人為中心，促進院內中西醫交流合作的機會，陸續增設中西醫整合門診，會診人次年年遞增。

特別著重中醫病機推導與現代儀器（如脈診儀、康雷斯雷射治療儀、SSP 低周波治療儀、人體生理測定器）的使用，而為督促臨床教師精進教學能力，打造優質臨床教學基地，每年定期進行考核，以助於提升教學品質。

每年定期舉行病安會議，檢討病安事件以檢視流程並提出改善措施，於必要時舉行相關演練，確保同仁具備應變能力。且重視用藥安全，對於疑似藥物不良反應案例，積極邀請國內專家學者及西醫師蒞臨指導，以嚴謹態度守護民眾健康。

展望

持續以傳統與現代醫學結合為發展宗旨，精進醫學素養及培育人才，以成為全國民眾最信賴的標竿醫學中心中醫部門為目標。除已於 2021 年通過評定成為「中醫專科醫師訓練計畫認定訓練機構」，預計培訓中醫專科醫師之外，亦將努力爭取及推動「糖尿病併發症中西醫共同照護治療」SNQ 國家品質標章認證。

在學術研究部分，持續積極爭取衛生福利部、科技部等國家型研究計畫經費，規劃與國外著名教學研究機構交流互動，延續優質的研究傳統，邁向學術研究國際領先地位。

打造人性化智慧醫療服務

中榮資訊室一向秉持創新突破的精神，引領國內醫療資訊發展，近年來致力發展大數據儀表板、導入人工智慧、5G 遠距醫療、電子紙、同意書電子簽署、結構化報告等全方位應用，持續精益求精。

特點

智慧醫院全臺第一：不僅發展完整「門診」、「急診」、「住院」、「手術」、「藥事服務」、「行政管理」等智慧服務，也是全臺第一所連續榮獲 2015 年與 2019 年「全流程」、「全優良」以及「智慧醫院（Smart Hospital）全機構標章」之醫學中心。

5G 遠距醫療諮詢應用全臺第一：首創「AR + 5G 遠距醫療諮詢」（2021 年）、首創「困難心導管 +5G 直播」（2021 年）、首創「達文西手術 +5G 直播」（2021 年）、首創「遠距醫療中心與戰情中心」（2022 年）。

完成十二家榮總分院導入使用中榮醫療資訊系統全臺第一：2020 年 3 月 1 日至 11 月 1 日期間，連續上線八家分院，創下「每月上線一家分院」的空前紀錄。並於 2022 年 5 月 1 日完成全部系統在所有分院上線，較原定計畫期程提早四個月完成。

電子紙應用全臺第一：「電子標籤顯示管理系統」榮獲經濟部「110 年國家發明創作獎銀獎」（2021 年），「應用電子紙標籤之藥物配送管理系統」榮獲「第 17 屆國家新創獎」（2020 年），「智慧電子紙標籤藥盒管理系統」榮獲「資訊月『百大創新產品獎』」與「第 2 屆全球物連網與智慧服務最佳典範金龍獎」（2018 年），為臺灣第一所全面導入「電子紙標籤藥盒」的醫院，取得數項臺灣與中國大陸專利，並已完成技術移轉授權。

電子病歷無紙化全臺第一：衛生署宣告全國第一所合法實施電子病歷醫院 （2009 年），「行動護理病歷電子化系統」榮獲資訊月「傑出資訊應用暨產品獎」（2010 年），「門診」、「急診」、「住院」病歷全面無紙化（2016 年），獲得衛生福利部「實施電子病歷及互通應用績優醫院」獎勵（2016 年），不分類別不分金額同意書全面實施電子簽署與無紙化（2021 年）。

雲端藥歷應用全臺第一：榮獲健保署「雲端藥歷批次下載應用」全國第一（2014 年），並將「以時間軸方式顯示雲端藥歷資料」發明專利免費授權健保署使用，嘉惠全臺各醫院。

民眾服務整合性行動就醫服務 APP，榮獲「資訊月『百大創新產品獎』」（2014 年）。

跨單位合作創新：與呼吸治療科合作，以「急性衰竭暨急性呼吸窘迫智慧化照護系統」榮獲

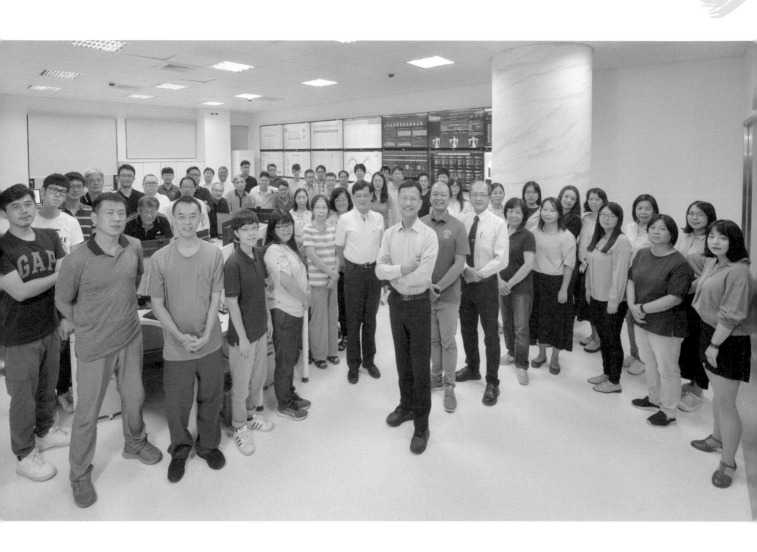

「第 15 屆國家新創獎」（2018 年）；與藥學部合作，以「智慧化病人用藥整合決策支援系統平台」榮獲「SNQ 國家品質標章醫院醫務管理組銅獎」（2016 年）。

展望

資訊室創立至今，三任主任均榮獲資訊月「傑出資訊人才獎」之國家級獎勵。所有成員戮力提供院內同仁、病人與一般民眾最優質的醫療資訊系統服務，並參與衛生福利部、醫院協會等專業組織，貢獻專業能力。同時提供服務與實習機會，培育新一代醫療資訊人才，深受全臺各醫院肯定與推薦。

未來，將運用 AI、大數據、雲端、IoT 設備、5G、AR/VR、國際標準、區塊鏈等先進技術，發展醫院內部與遠距智慧醫療服務。從「人性化」出發，涵蓋「預防」、「治療」、「預後居家／復健」等方向，提供民眾參與、疾病預防、疾病預測、個人化醫療、精準醫療、遠距醫療等智慧醫療服務。

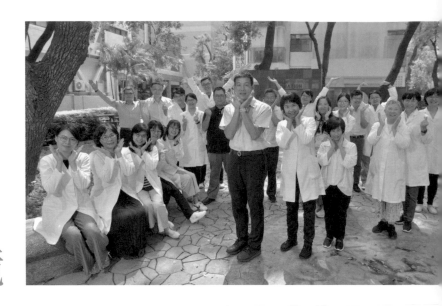

社會工作室

打造醫病
都安心的環境

　　社會工作室為促進病人友善就醫環境，配置專業社會工作師與行政團隊，結合社會資源、志工服務，協處病人醫療適應、醫病關係及第一線服務。建置主動通報潛在爭議案件流程，早期啟動關懷團隊介入，降低醫病雙方認知差異及化解怨懟，共同構築醫病共榮之友善就醫環境。

特點

　　2018年創全國之先，以醫療爭議專題獲SNQ國家品質標章認證，2022年再獲衛生福利部首屆醫療事故關懷服務績優表揚機構團體組肯定。

　　社會工作師結合惠康社會福利基金會與各方社會資源，全方位關注就醫民眾需求，與醫療團隊共同站在防疫第一線，也運用志願服務人力提供民眾就醫方便性；與麥當勞叔叔之家慈善基金會合作，創立全國唯一在醫院內設置的麥當勞叔叔親子房，提供遠途弱勢病童免費住宿與關懷服務。社工組透過各項措施，使病人及其家屬在就醫過程獲得更即時、多元的友善醫療服務。

　　社會工作室專責處理民眾陳情案件，全程掌握案情發展進度協處及回應。輔導組運用團隊關懷小組的力量，以及員工關懷專線、心理諮商專線、法律諮詢及互助金管理會，建構全面關懷員工的支持系統，成為醫療從業人員安心的職場環境，打造全方位的幸福職場。

　　中榮連續多年獲得輔導會「新聞文宣工作績優單位」殊榮，公共關係組企劃出「個人化、智慧化醫療衛教行銷」計畫，打造中榮「跨齡」、「跨域」、「跨平台」的專業醫療服務平台，展現全人醫療專業典範。

展望

　　以建構全國最友善溝通醫院為目標，持續將民眾反映事件予以類型化，將易衍生紛爭之案件態樣供第一線人員參考，以全面性策略化解醫病溝通的鴻溝，提升醫療服務品質。

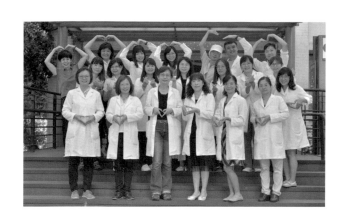

擴大營養照護範疇

營養室參與醫院 ERAS 團隊與吞嚥困難團隊，建置營養照護介入流程，並將成功模式推展至各院。將 AI 應用於重症照護，透過資料視覺化，以精準提供病人營養介入。

特點

發展門診糖尿病主題式衛教，活化網頁衛教內容，讓病人與民眾能汲取正確資訊。

積極推動臨床教學活動，於 2022 年完成臨床教師訓練地圖。並為因應員工用餐需求，供應自助餐，推動醫院員工的健康飲食識能。

展望

持續將最新國際營養指引應用於臨床，於 2022 年完成重症訓練藍圖，並開始研究會議，帶領營養師往學術邁進。建構智慧化資訊管理系統，運用實證醫學、創新供膳及多元營養教育，提供民眾全面的服務。

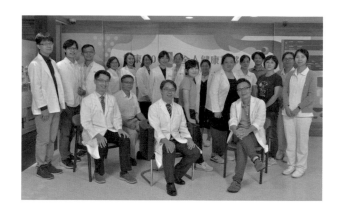

職業安全衛生室

強化職災預防能力

持續改善醫院職業安全衛生管理，職業安全衛生室透過規劃、執行、查核與改善，有效保護職場安全。

特點

將職業安全衛生觀念深植組織文化中，2021 年起將第三方驗證機構改為由職安室主動每季至單位輔導，並落實於日常管理運作模式。

與職業醫學科合作籌組工作團隊，提出人因工程的改善建議，讓員工感受到院方的照顧用心，達到友善職場目標。

中榮院內員工健康管理系統因成效良好，已導入臺北榮總、嘉義及埔里分院使用。2022 年亦著手規劃優於全國醫學中心的員工健檢項目，提供員工最完善的健康照護措施。

展望

以友善職場為目標，打造安全的職場環境。

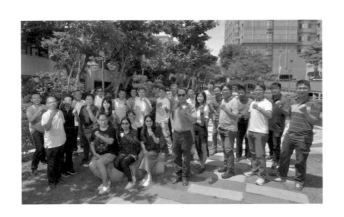

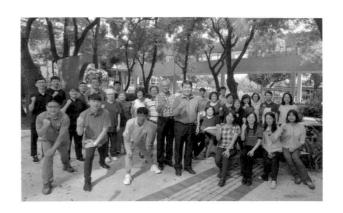

工務室
優化全院環境與設備

工務室分為四組,各有不同專業證照人員,致力於分年改善各單位的醫療空間並符合相關作業需求,保持中榮建築之歷久彌新。

特點

院內各項設備規劃、新建、改裝、維護保養等項目,均由專案專人分工。

採用專業團隊維護院內環境與設備,致力提供以病人為中心、重視病人隱私、舒適安全的環境,優化醫療空間品質與醫療作業流程,為病人、家屬與醫護人員創造更優質的療癒環境。

展望

朝向醫療儀器報廢單資訊化,使用電子簽章,減少相關人力成本。

改善空調設施設備,建置能源智能化管理系統,結合智慧化連鎖最佳化控制系統,以節省能源的消耗及費用。

補給室
供應鏈資訊共享

由於有優異的資訊團隊後援,協助補給室改善創新相關作業,而有多項領先全國之創舉。

特點

設立全臺首個醫藥物流區塊鏈平台,建立藥品與醫療器材追蹤機制並確保運送品質。

率先全國自行開發「醫療器材單一識別系統」(UDI),簡化補給作業並確保醫療器材流向。

建置「二級庫管理系統」,即時更新物料最新資料,可提高效率並減少誤領物料的狀況。

為確保中榮院內各類布服的洗滌品質與控管產能,引進隧道式自動洗衣機並自聘人力管理。

展望

持續應用資通訊技術,朝智慧物流領域發展,實現供應鏈的全流程資訊共享,並透過各種傳感器、RFID 技術、GPS 系統和自動化設備等,實現物流的自動化、可視化與智慧化。

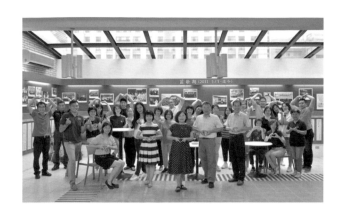

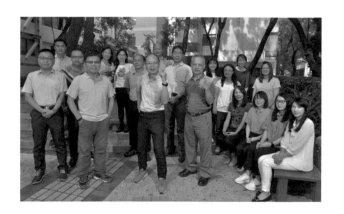

總務室

建構高效智能團隊

　　總務室業務範圍廣泛，有賴持續精進，邁向重要性庶務、出納與文書之智慧管理及高效服務。

特點

　　2019 年榮獲醫策會智慧醫療類智慧服務—行政管理服務流程（含醫材管理），國家醫療品質獎「優良標章」。

　　2020 年榮獲衛生福利部國民健康署「健康醫院創意計畫選拔」優等獎。

　　2021 年以「打造 3F（Fast）智慧綠能停車計畫」，榮獲國家醫療品質獎「優等獎」。

　　2022 年面對新冠疫情，「醫院如何建構後勤支援人員安全防疫網」，榮獲台灣醫務管理學會肯定刊登並多次受邀講授。

展望

　　持續朝永續經營邁進，提升智慧、高效能的醫療支援，期許成為醫學中心標竿之總務單位。

人事室

營造幸福友善職場

　　啟用員工運動中心，培養員工運動習慣，透過設置眷舍、幼兒園及托嬰中心，讓員工無後顧之憂。2015 年榮獲「樂活職場評選獎勵活動一星獎」，為中部地區唯一獲獎公務機關。2017 年榮獲臺中市幸福職場三星獎殊榮。

　　以「縮短醫師值班費申報作業時間」之流程改善為主題，參加中衛發展中心舉辦之 2016 年全國團結圈競賽，首次參賽即獲得最高榮譽「金塔獎」。

特點

　　精益求精的思維及改善流程面的運作，創造優質成本效益，營造讓員工無後顧之憂且幸福友善的職場。

展望

　　從使用者觀點出發，以流程改造、消除浪費、價值創新為目標，提升醫療行政品質。

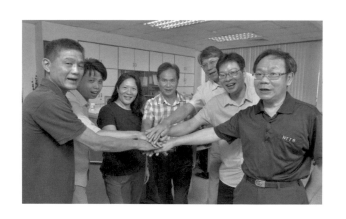

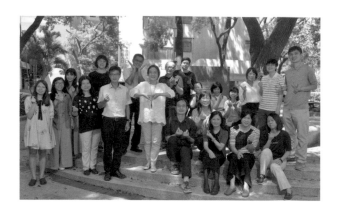

政風室

樹立醫療廉能典範

為展現服務宗旨,政風室努力提升民眾對醫療廉潔環境的認同,以期朝向廉能政府、誠信社會的目標持續邁進。

特點

辦理「醫療廉能」廉政論壇活動,積極分享醫商往來新模式理念,並擴大宣導力行「感謝醫護免送禮」及「行政透明」等醫療廉能服務,促進全民支持廉政反貪作為。

2020年與2021年辦理「反貪數位『廉』播網」,成為地區性廣播首例,同時設立第三醫療大樓新建採購廉政平臺,為公立醫療機構之首創。

展望

積極建立民眾、廠商與相關政府機關的跨域溝通管道,強化政府監督機制並維護廠商合理權益,營造使同仁能勇於任事之工作環境。

主計室

協助管理效能提升

主計室每年依法規辦理年度預算彙編,完成送審與公開法定預算書,協助單位經費核銷。

特點

近年陸續推動「長期合約付款管控系統建置」、「衛材、經理品等費用核銷資料簡化」及「會計科目自動判定」等作業流程精進,朝向積極的興利文化。

辦理中榮會計月報、半年結算及年度決算編報、會計帳務相關事項,於「一般會計系統」再造 Web 化系統功能,即時供各單位線上查詢,並於2020年配合中榮設置產後護理之家時,提供帳務自動化規劃,亦精進成本系統等。

展望

持續自給自足原則,參照實際業務暨醫療發展需求籌編預算,並提供財務收支資訊及各單位財務面營運結果,協助管理決策及成本分析。

臺中榮民總醫院大事紀

1958/07/11
在輔導會主任委員蔣經國指示下，成立「榮民總醫院」於臺北石牌。

1973/01/01
輔導會主任委員趙聚鈺為榮民（眷）爭取興建臺中榮民總醫院。

1977/02/08
行政院核准成立「榮民總醫院臺中分院」，由榮民總醫院鄒濟勳副院長成立建院籌備小組。

1978/10/01
榮民總醫院籌建臺中分院計畫案，第一醫療大樓開始興建。

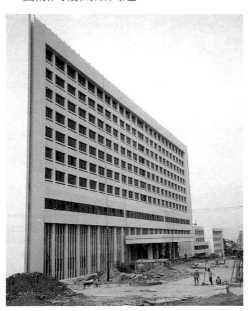

1980/11/12
輔導會主任委員趙聚鈺親自主持榮民總醫院臺中分院首任院長羅光瑞授任典禮。

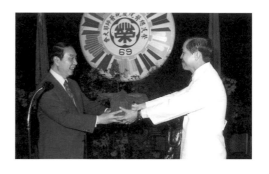

1982/08/01
榮民總醫院臺中分院建院工程完工。

1982/09/06
榮民總醫院臺中分院門診大樓正式開幕啟用。

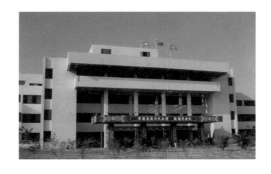

1982/10/31
輔導會主任委員鄭為元主持榮民總醫院臺中分院正式成立開幕典禮。

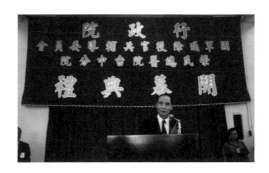

1983/01/01
成立燒傷中心，安置中部第一座高壓

氧艙。

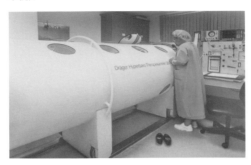

1984/01/01
通過教學醫院評鑑，評定為「一級教學醫院」。

1988/07/01
行政院核准榮民總醫院臺中分院改制升格為「臺中榮民總醫院」。

榮獲行政院衛生署醫院評鑑評定為「準醫學中心」。

1989/01/01
啟用全國第一部超導體高磁場磁振造影儀。

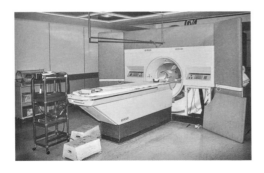

1991/07/01
通過教學醫院評鑑暨醫院評鑑，評定為「醫學中心」。

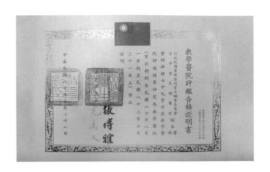

1992/07/19
肝臟移植團隊完成中南部首例肝臟移植手術。

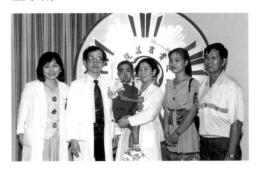

1993/07/01
皮膚科成立「光化學治療中心」，為中部醫院之首擘。

1994/11/10
急診大樓開幕啟用。

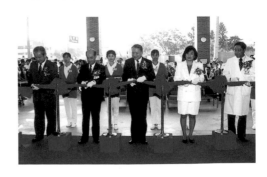

1999/09/21
九二一大地震，成立「大量傷患緊急

處理小組」，全體總動員投入緊急醫療救護，榮獲行政院頒獎表揚。

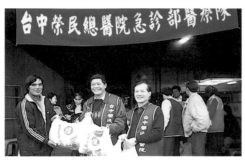

2002/07/27
精神科首設全臺社區愛心復健商店，幫助病人邁向「美麗新世界」。

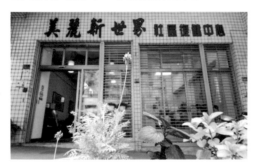

2002/09/23
創編臺中榮民總醫院院歌（徐中平詞、彭仁奎曲）。

2003/03/07
抗 SARS 有成，創下三零（零輸出、零感染、零死亡）紀錄。

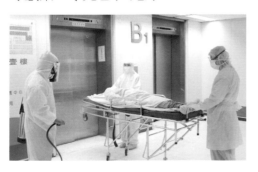

2003/08/01
第二醫療大樓揭幕啟用，並榮獲行政院第 3 屆公共工程品質「金質獎」。

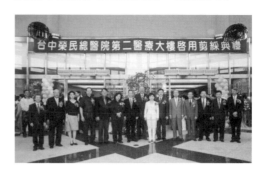

2005/03/01
獲選為全國「畢業後一般醫學（第一年）」評鑑執行成效績優標竿學習醫院。

2005/12/01
外科部引進達文西機械手臂應用於外科精密手術。

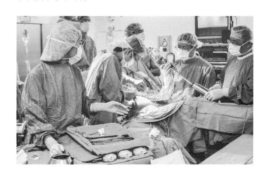

2010/11/02
放射線部「高階醫學影像中心」揭幕啟用。

2010/11/12
通過 ISO 9001 2008 國際品質管理系統驗證。

2011/01/01
嘉義榮民醫院改隸為「臺中榮民總醫院嘉義分院」揭牌。

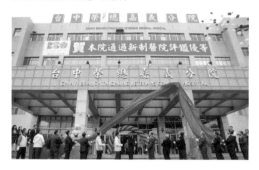

2011/12/31
通過醫院評鑑優等（醫學中心）、醫師及醫事人員類教學醫院評鑑合格（醫學中心）。

2012/01/17
埔里榮民醫院改隸為「臺中榮民總醫院埔里分院」揭牌。

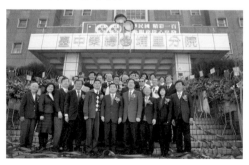

2013/11/01
配合行政院組織改造，全銜改為「臺中榮民總醫院」。

2014/04/25
新門診大樓開工動土典禮。

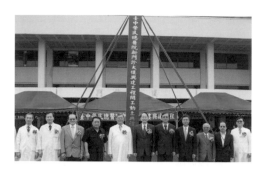

2015/12/09
唯一公立醫學中心榮獲醫策會「智慧醫院全機構獎」。

2016/11/27
榮獲國民健康署 2016 年健康促進醫院典範獎。

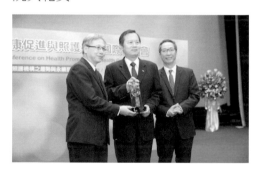

2017/05/09
門診大樓啟用，打造以病人為中心的全人智能大樓。

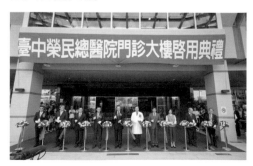

2017/10/17
通過醫院評鑑優等（醫學中心）、醫師及醫事人員類教學醫院評鑑合格（醫學中心）。

2017/12/05
榮獲國際糖尿病聯盟糖尿病衛教中心認證及卓越糖尿病照護中心獎。

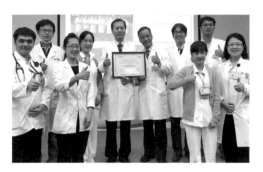

2018/01/30
社區式服務類長期照顧服務機構（日照中心）開幕典禮。

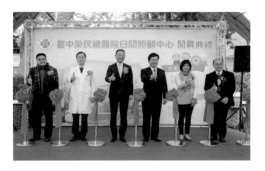

2019/07/09
榮獲第 2 屆政府服務獎「專案規劃類」。

2019/12/11
以全優良流程標章，再度榮獲醫策會「智慧醫院全機構獎」。

2020/07/16
產後護理之家及整合醫療照護病房揭牌營運。

2020/11/01
完成十二家榮總分院導入中榮核心醫療資訊系統。

2020/12/10
複合式手術室開幕啟用。

2021/01/08
「願景館—未來 e 療部」開幕啟用。

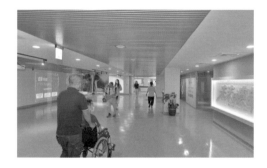

2021/04/15
與陽明交通大學簽訂合作備忘錄。

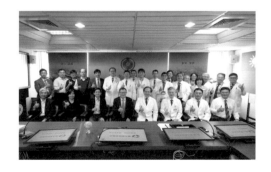

2021/05/20
因應國內新冠疫情蔓延，配合政府防疫政策，建置快速篩檢站。

2021/06/18
與中興大學簽訂教學研究合作協議。

2021/06/23
配合國內新冠疫情情勢，增建負壓隔離艙。

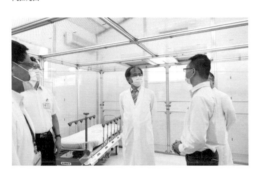

2021/07/08
因應近期新冠疫情，升級防疫作為，重整急診戶外篩檢站相關設施。

2021/09/05
舉辦「臺灣智慧醫療高峰會」研討會。

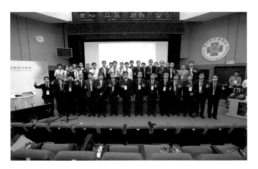

2021/10/30
舉辦三十九週年院慶國際研討會，為創院首次超大型國際會議。

2021/12/21
第三代複合式手術室啟用。

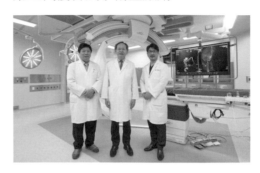

2021/12/24
麥當勞叔叔親子房改裝全新落成，提供遠地就醫的兒童家庭免費住宿。

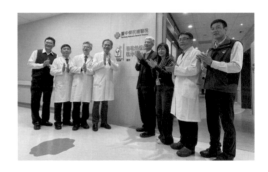

2022/03/03
成立「細胞治療與再生醫學中心」。

2022/04/16
建院四十週年，舉辦偏鄉醫療義診。

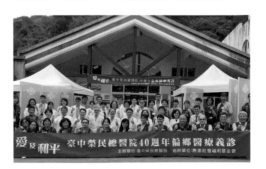

2022/04/18
核醫放射免疫分析實驗室揭牌啟用。

2022/05/09
與臺灣微軟、奇唯科技簽署合作案，打造 FHIR（Fast Healthcare Interoperability Resources）長照平台。

2022/05/20
與臺中市政府合作，「大型 PCR 給藥得來速」啟用。

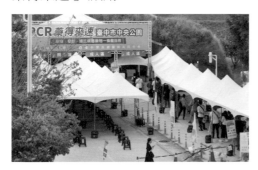

2022/06/01
配合中央防疫，於臺中自然科學博物館開啟兒童 BNT 疫苗大型施打站。

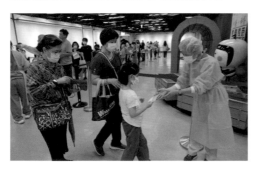

2022/06/30
精準熱治療中心揭牌，引進全臺唯一能局部且深層加熱的抗癌新武器熱治療儀。

2022/08/22
首創國內「智慧評量系統」，可計算出僵直性脊椎炎「疾病活動度分數」（ASDAS）。

2022/08/26
全國最大規模遠距照護中心正式揭牌啟用。

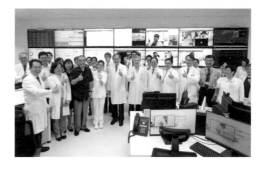

2022/08/28
舉辦「國際智慧醫療高峰會」。

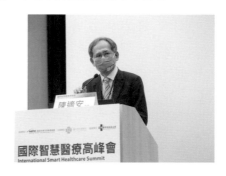

2022/09/15
獲選美國《新聞週刊》（*Newsweek*）與全球重要數據資料庫 Statista，評比選出的全球 300 家最佳智慧醫院，是臺灣唯一入榜的醫院。

2022/09/21
榮獲第 7 屆國際醫療典範獎團體獎。

啟動未來醫療
臺中榮總 40 年的蛻變與開創

發 行 人：陳適安

總 編 輯：傅雲慶

副總編輯：李政鴻、吳杰亮、姚鈺

策劃編輯：蔡鴻文、李孟勳

執行編輯：賴冠名、廖翊舒

採訪撰寫：林芝安、陳培思、陳培英

美術設計：劉雅文

攝 影：黃鼎翔

照片提供：臺中榮民總醫院

出版單位：臺中榮民總醫院

企劃製作：遠見天下文化出版股份有限公司

出版日期：2022 年 10 月 26 日

定 價：1,200 元

ISBN：978-626-7162-31-6

GPN：1011101544

國家圖書館出版品預行編目 (CIP) 資料

啟動未來醫療：臺中榮總40年的蛻變與開創/
林芝安, 陳培思, 陳培英採訪撰寫. -- 臺中市：
臺中榮民總醫院, 2022.10
　面；　公分
ISBN 978-626-7162-31-6(精裝)

1.CST: 臺中榮民總醫院

419.333　　　　　　　111016651